# 吸氫保健康

## 權威專家告訴你的
## 氫分子醫學與治療保健之道

臺灣氫分子醫療促進協會理事長

### 郭和昌 醫師／主編

# 目 錄

推 薦 序　昨日認為不可思議的，明日成為常規／高雄
　　　　長庚醫院名譽院長 陳肇隆　004

序　　　不落人後的台灣氫分子醫學／臺灣氫分子
　　　　醫療促進協會理事長 郭和昌醫師　007

前　　言　台灣學者首次受邀日本發表台灣的氫氣研究
　　　　成果　009

第 1 章　氫氣由工業進入醫療保健／林文章　015

第 2 章　氫氣是什麼？氫在人體？什麼是安全的氫氧
　　　　機？／陳麒宇／查妍芬　023

第 3 章　氫分子運用及未來展望／林明賢　035

第 4 章　後 COVID-19 看氫分子在公共衛生的角色與倡
　　　　議／施文儀　059

第 5 章　氫氣於肺癌與肺部相關疾病之臨床運用
　　　　／黃明賢　071

第 6 章　吸入性氫氣在慢性阻塞性肺病患者輔助治療的
　　　　角色／劉世豐　091

第 7 章　氫氣於川崎症的角色／郭和昌　103

第 8 章　吸入氫氣治療川崎症冠狀動脈瘤 - 病例報告及
文章回顧　127

第 9 章　氫氣於中風患者之新興輔助療法
／李秉家　137

第 10 章　氫分子有多重要，耳鼻喉科醫師也知道！
／何俊賢／羅盛典　157

第 11 章　氫氣吸入對改善癌症疲憊的可能角色
／周碧玲　167

第 12 章　氫氣在過敏免疫風濕科上的最新臨床應用
／霍安平　179

第 13 章　個案分享　199

第 14 章　氫氣在台灣的研究發展近況　213


附　　錄　十二回學術研討會　267

參考文獻　289

# 昨日認為不可思議的，明日成為常規

　　我與文章兄相識十餘年，剛認識時，他就已經在氫氣產業鑽研多年，當時氫氣產業的發展尚在萌芽階段，大家對於氫氣運用範圍的理解相當有限。

　　第一次拜訪友荃科技公司時，技所帶的震撼讓我印象深刻，走進大廳，端上來的咖啡是使用氫氣所點燃火焰煮的，在辦公室的泡茶桌，煮水的火焰也是氫氧氣所燃，甚至廚房煮員工午餐的火焰，也是氫氧氣燃料。此外，當時文章兄就已經製作出氫能動力設備加裝在汽車上，做為輔燃料。20年前看到這些新奇的友荃科技產品，我送給了文章一句全球肝臟移植開拓者、也是我的老師史塔哲（Starzl）教授所言：「醫學的歷史通常是昨日認為不可思議的，今日也難以達成的，明日往往成為常規。」這句話文章引用做為友荃科技的座右銘。

　　承蒙文章力邀為此書寫序推薦，當我看到書名《吸氫保健康》，再拜讀內文後，對於氫氣的運用再次拓展我的認知與觀念。文章兄近年來聯合多位醫師，成立「臺灣氫分子醫療促進協會」，並在長庚義大、高醫、高榮、中國醫和北榮等醫學中心和教學醫院進行多項人體臨床試驗，也在日本長期應用於癌症患者。

　　日本在氫氣保養、治療的應用已近二十年，赤木院長發表

於美國醫學期刊腫瘤報（ncol Rep 2019）的氫氣輔助治療改善直腸癌預後的成果，開展了氫氧氣應用於臨床疾病的可能性。醫學的進步必須建立於科研的基礎上，2020年7月3日「臺灣氫分子醫療促進協會」成立，宗旨在建構產官學合作平台、分子醫療研究、教育與應用、國內外學術會議交流、醫療政策建議並舉辦科普會議及出版刊物供民眾參考。

「臺灣氫分子醫療促進協會」理事長郭和昌教授長期在長庚體系服務，是亞洲排名第一的川崎症專家，2002年發表自由基對川崎症心血管的影響（J Pediatr 2002）他想到如果能夠清除或中和體內的自由基，對川崎症治療會有很大助益，因此致力於尋找有效的自由基清除者（free radical scavenger）。他在生技醫療展接觸了氫氧機，赫然發現日本使用的竟然是來自台灣氫氣技術，但卻沒有台灣發表的相關研究論文，隨即著手規劃進行氫氣床研究，包括過敏性疾病與川崎症，將氫氣中和自由基對於疾病的效果臨床應用到病童的輔助治療。

三年來「臺灣氫分子醫學促進協會」的專家們，將氫分子在自己的專業領域的研究成果發表匯集成《吸氫保健康》，經由專業的觀點了解氫氧氣在發炎的治療具有關鍵的抗發炎與免疫調節功能。雖然氫分子醫學在台灣醫學界尚未達或共識與認證，但藉由「臺灣氫分子醫療促進協會」所帶領的基礎與臨床研究，建立台灣本土研究數據，期將得到主管單位與民眾的肯定與支持，亦將落實「昨日認為不可思議的，明日成為常規」！

高雄長庚醫院名譽院長 陳肇隆　2023.5.4

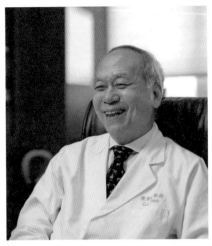

高雄長庚紀念醫院名譽院長 陳肇隆

現任：
高雄長庚紀念醫院名譽院長
中國工程院院士
中天（上海）生技公司董事長
醣基生技公司董事長

經歷：
高雄長庚紀念醫院院長
國際活體肝移植醫學會會長
美國 RAND 智庫亞太政策諮詢委員

榮譽：
高雄醫學大學第一屆傑出校友
行政院傑出科技榮譽獎

國家生技醫療品質金獎
行政院衛生署衛生獎章
行政院外交之友貢獻獎章
瓜地馬拉衛生貢獻獎章
巴拉圭衛生貢獻獎章
中美洲議會 Morazan 指揮官及勳章
醫療奉獻獎 - 特殊醫療貢獻獎
第一屆國際醫療典範獎
移植醫學會終身貢獻獎
國際外科學會榮譽院士
國際肝臟移植醫學會終身成就獎
世界傑出華人醫師獎
全球前 2% 終身影響力科學家
（1960-2022，Staniord）

# 不落人後的台灣氫分子醫學

　　新冠病毒（COVID-19）肆虐全球已超過 3 年，如何提升免疫力與免疫調節成為最重要之關鍵，也是人們能否力抗新冠肺炎這一個世紀大威脅的一個新希望。許多研究發表相繼指出吸入性氫氣使用於新冠肺炎的正面療效，再次顯現氫氣於人體使用的重要性。在日本擁有相當多的臨床經驗與研究發表的赤木純兒（Junji Akagi）醫師，有多本氫氣相關的書籍出版，其中《氫氣免疫療法讓癌症消失了》（時報出版）一書於 2020 年在台灣經由本人與義大醫院黃明賢副院長審訂之下翻譯出版，提供國人有關氫氣使用的新資訊。

　　日本的氫氣保養、治療使用已經超過 10 年，最早在 2007 年的自然醫學期刊（Nature Medicine. 2007 Jun; 13(6): 688-94.）就看到氫氣適合做為保健、養生的文章。在生技醫療展上有緣的接觸了氫氧機，赫然發現日本使用多年的技術竟是來自台灣，但是台灣的氫氣相關研究在當時卻尚未萌芽；醫學的進步是建立於研究的基礎上。2021 年我們發表了台灣第一篇吸入性氫氣的研究於國際級期刊（Chem Res Toxicol. 2021 Apr 19;34(4):952-958.），近年來臨床試驗與研究成果發表如雨後春筍般的成長，讓我們看到氫分子醫學的進步與

未來可能的發展。在氫氣協會的推廣與協助之下已經有超過
10 個氫氣相關的研究在各大醫院進行，希望在不久的將來台
灣的氫氣研究也可以為全世界貢獻一份心力。

　　2020 年 7 月我們成立了「臺灣氫分子醫療促進協會」
與至今已舉辦過 8 回的學術研討會。在許多專家教授與醫師
的支持下，我們決定出版專書《吸氫保健康》，將氫氣由工
業使用到人體保健的轉變、介紹臨床多個領域的相關研究、
台灣研究文章的發表、使用個案的分享與未來的展望完整的
呈現給讀者。讓吸入性氫氣的使用與資訊更加科學化與透明
化。

**郭和昌** 醫師 / 教授

於 新冠肺炎解除戶外口罩禁令之際 2022/12/01

**郭和昌 醫師 / 教授**

　　臺灣氫分子醫療促進協會　理事長
　　長庚大學醫學院　教授
　　高雄長庚醫院兒童內科部　教授
　　高雄長庚醫院川崎症中心　主任
　　美國過敏與臨床免疫學院　國際院士 FAAAAI
　　亞洲排名第一川崎症專家（Expertscape）
　　中華川崎症關懷協會　創會理事長

# 台灣學者首次受邀日本發表台灣的氫氣研究成果

2023 年 3 月 5 日，台灣學者首次受邀於東京大學演講，發表台灣的氫氣研究成果。

由正在研究使用氫的新治療方法的臨床醫生組成的「國際水素醫科學研究會」（主席赤木純兒 Junji Akagi）在東京大學伊藤館舉行會議。二位台灣醫師受邀發表演講，長庚大學教授郭和昌醫師、義守大學教授黃明賢醫師從台灣來到日本，報告研究成果。此次研討會超過 200 多名參與者。

自 2020 年 7 月，「臺灣氫分子醫療促進協會」在台灣成立。在倫理審查委員會的批准下，展開肺癌、川崎病、異位性皮膚炎、突發性耳聾、中風、運動醫學、慢性阻塞性肺病、癌症的疲勞、社區型肺炎……等 10 多項臨床研究。

郭和昌醫師是川崎病專家，也是高雄長庚紀念醫院川崎病中心主任。根據該醫院的統計，已經治療了超過 3,000 名川崎病患者。郭博士在講座中詳細介紹了一項臨床研究結果，一位 10 歲的川崎病患者右冠狀動脈瘤在吸入氫氣後完全消失。不過，他表示，目前關於氫氣吸入的臨床研究數量「很少」，還需要進一步研究。

黃醫師是義大癌症治療醫院副院長，1982 年至 1986 年在日本東京醫科大學留學。據黃醫師表示，癌症是台灣的主要死因，每年有超過 10,000 人死亡。據稱治療肺癌的 EGFR 標靶藥物會引起皮膚炎，部分患者因疼痛而停止服用。黃醫生讓 27 名有皮膚炎症的肺腺癌患者每天吸入氫氣三個小時，並獲得非常好的改善成果。

### ▶ 國際水素科學研究會

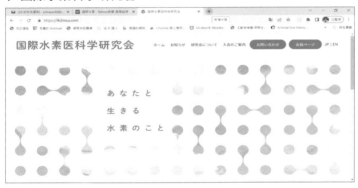

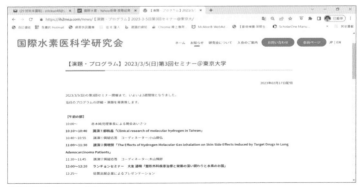

資料來源：https://ih2msa.com/

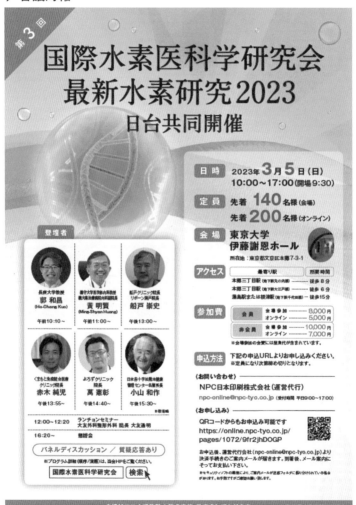

2023/3/9 下午3:49　　　　最新水素研究セミナーを日台共同開催　台湾の２医師が研究成果を報告 - 台湾新聞

# 最新水素研究セミナーを日台共同開催　台湾の２医師が研究成果を報告

2023年3月6日

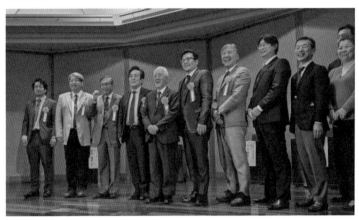

セミナーの関係者と記念撮影におさまる郭医師（左から２人目）、黄医師（同３人目）

水素による新たな治療法を研究する臨床医などで構成する「国際水素医科学研究会」（赤木純児理事長）は３月５日、東京都文京区の東京大学伊藤謝恩ホールで、「最新水素研究２０２３」といういうセミナーを開いた。今回は日台共同開催で、日本の研究者に交じって台湾から長庚大学教授の郭和昌医師、義守大学教授の黄明賢医師が来日して、２００人以上のセミナー参加者に向けて研究結果を報告した。

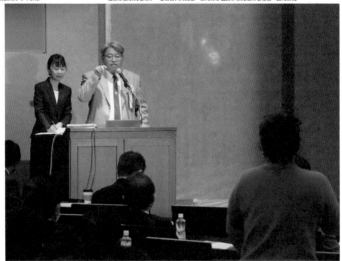

会場からの質問に答える郭医師

水素は酸素に結びつきやすく、悪玉な活性酸素を除去してストレスを軽減する働きがあるとされる。水素ガスによるがん治療は２０１６年に理事長である赤木医師によって世界で初めて開始され、同研究会が組織された。２医師などによると、台湾では２０２０年７月に「分子水素推進協会」が発足。倫理審査委員会の承認を得て肺がん、川崎病、アトピー性皮膚炎、突発性難聴、脳卒中などの１０件を超える臨床研究が行われているという。台湾からの参加は昨年に続いて２回目。

郭氏は川崎病の専門医で、同大学の高雄張庚記念病院川崎病センター主任。同病院のＨＰによると、３０００人の川崎病患者を診てきた。郭氏は講演の中で、右冠動脈に動脈瘤ができた１０歳の川崎病患者に水素ガス吸入を施したところ、動脈瘤が消えた臨床研究を具体的に説明した。ただ、水素ガス吸入を手掛けた臨床研究数は「ひとけたしかない」として、今後も研究が必要だと語った。

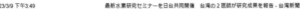

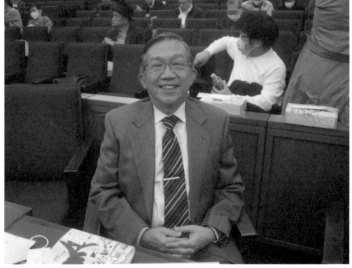

講演を終えてリラックスする黄医師

黄氏は義大癌治療病院内科副院長の職にあり、1982－86年に日本の東京医科大に留学経験がある。黄氏によると、台湾では肺がんが死因の一位にあり、毎年1万人以上が亡くなっている。肺がん治療のＥＧＦＲ標的薬で皮膚炎などが引き起こされ、その痛みから服用をやめてしまう患者がいるとされる。黄医師は、皮膚炎症が認められた27人の肺腺がん患者に1日3時間の水素ガス吸引を行ってもらったところ、皮膚毒性の軽減に有効であり、腎機能の低下などは見られなかった――などと、患者のビフォー、アフターの写真を示しながら説明した。やはり郭氏と同じように、今後も多数の患者の結果を分析し、議論する必要があるとした。

台湾からの2医師に続き、赤木理事長など4人の日本人研究者が講演し、パネルディスカッションも行われ、今後も水素研究を進めて行こうと申しわせた。講演を終えた黄氏は「（日本に来てセミナーに参加できて）よかった」などと感想を語った。

資料來源：日本媒體報導 https://taiwannews.jp/2023/03/%E6%9C%80%

第 1 章

氫氣由工業進入醫療保健

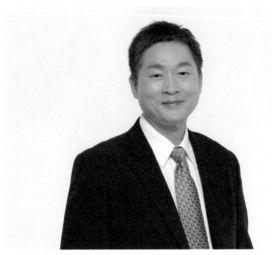

林文章 博士

臺灣氫分子醫療促進協會 副理事長
友荃科技實業股份有限公司 董事長
太田水素工坊生技有限公司 董事長
澳洲國立南澳大學校友會 台灣總會長
大高雄警察之友會 理事長
日本金澤大學兼任教授

## 氫氣於工業

這30年來，台灣的氫工業有很多變化，早期氫氣主要是用在於工業上，例如太空梭的燃料及各種工業供熱……等等，對一般人來說是一種相距甚遠與之無關的氣體，即便是有，那也只是在充灌氣球的應用上。但因為氫氣是一種易燃易爆炸的氣體，使用上有諸多限制，氣球的填充現今已由氦氣取代，因此早期我們對氫的了解知之甚少，只知可以製成氫彈、知悉水電解能夠產氫……等等，所知非常有限。

初期台灣工業中很重要的一種工作就是拆船，他們要用大量的氧氣及乙炔來做切割及焊接，由於這兩種氣體的燃燒使用過程極度危險，容易回火爆炸，我就曾目睹氣體鋼瓶爆炸後的慘況，但也正因如此，我心中才萌生了「水電解能產生氫氣及氧氣，若是能直接分解來使用，就不需要冒偌大風險使用氧氣及乙炔」的想法，由此便開始走進了氫電解的各種實務上。想不到這條路一走數十年，開始了電解氫氧氣體來焊接、切割、燃燒及各種能源的應用上。

30年來如一日，但並不如想像中順遂，在早期應用在焊接切割時還可以，但要取代燃料及克服氫氣易爆炸的特性是極不容易的事情，但這並不影響我們前進的決心，如同早期說汽車喝水能跑，猶如天方夜譚，但事過30年，這些工業使用上認為不可能的事情，目前正一一的驗證、實現，並在我們的眼前成功的展現出來。如今21世紀，無論是環保上，及

未來能源的應用上，大家都認為氫氣已是最重要的物質能源。

## ▍沒有氧活不了，有氫活更好

正當全球開始將氫氣應用在工業上，而且顯然已成為主要發展的工業燃料之時，我在日本金澤大學授課，於同期的教授中了解到氫氣也能應用在人體保健上，甚是新奇。因此在2010年開始投入氫氣應用於人體的研究，並在台灣拿到了氫氧吸入設備的發明專利；而後也在全球重要國家取得氫氣應用於人體的各國專利，開始了近20年來令人難以想像的氫氣吸入應用。

由於30年來電解產氫的實務經驗，使我們對於氫氣應用上的安全性得以受到日本信賴，日本的氫應用比台灣要早得多，但最基本的氫電解卻很少人做，早期我們將氫氣用在工業上，氣體量大，所以對安全性非常重視，因此，對於人體使用的安全問題我們非常有信心。

我想氫氣的應用無非是克服氫氣易產生氣爆的問題，以及如何在電解過程設備的方便、什麼樣的氣量適合人體來使用等等幾個問題，經過自己及日本一些教授的合作下，開發出目前的氫氧機。

我們常說的一句話，「沒有氧活不了，有氫活更好」，因為有很多不了解氣體使用的人常說要吸純氫，其實那是不正確的，就像空氣中有氧氣、有氮氣。雖氧氣是不可少的，但也不可過量，因此氫氧在吸入的配比上是要有一個比例

的，這樣的使用才能保證安全又能帶給人健康。

## ▌ 李前總統的到訪

氫氣應用在人體上至今已近 15 年，這其實很不容易，記得第一次李前總統到來，他知道公司是以氫產業為主而特別來訪，我們原以為他只是來看看氫能產業而已，令人意外的是李總統對於氫氣竟相當了解。

他告訴我以色列、日本相關國際上氫的應用有哪些，獲益良多。在愉快的交流中我也向他說明目前我已將氫氣用在人體上，更意想不到的是，一向睿智的李前總統原來喝氫水已行之有年，是從日本的友人那邊取得，並且也曾經從友人口中聽到過氫美機的訊息。

千載難逢的機會，我邀請李總統來進行氫氧氣的吸入體

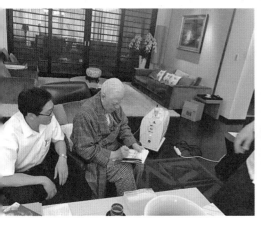
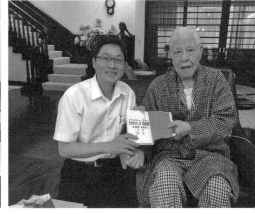

驗。起初他隨行的醫師並不認同，經過總統的說明後他才勉為其難的同意，這也是總統與氫美機緣分的開始。李總統這一用就是好多年，他也常常對人提起氫的好處。還記得有一次，有一位委員從總統家來電，說李總統特別稱讚我的氫氧機，他很希望把這樣的好設備放到臉書上分享，詢問我是否同意。我當下便欣然同意，同時也非常感念李總統老人家對於我們設備的肯定與支持。

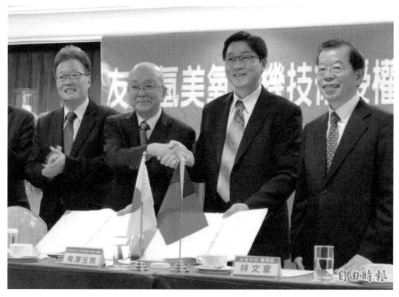

友荃科技技術授權日本簽約儀式，圖右起為謝長廷、董事長林文章、日方代表友澤生晃、陳金德。2016/04/20〔記者葛祐豪／高雄報導〕

## ▋氫氣進入醫療保健

當然這十幾年下來，從無到有，從不可能到現在。中國大陸將氫氧機列入新冠病毒的專用設備，日本也將其列入醫療用氣體，並將我們的設備應用在各種癌症的治療上。

前年，日本熊本醫院院長赤木純兒醫師出了一本書，報告其在癌症輔助治療上的結果，結果出乎意料的好，令人非常驚訝，因此他們已連續出版多本相關書籍，並且將其結果發表在日本、美國、英國的重要醫學期刊上。

當然目前不只赤木院長，我們的駐日大使謝院長，也曾在他所著作的《流體太極》一書中，在內文特別提及他在日本使用氫氣機，讓他十多年的耳鳴不藥而癒的實際經過。但最讓他驚訝的是這部帶給他莫大幫助的設備，竟是來自台灣，是由台灣授權給日本生產的台灣之光。非常開心我們的設備能為大使帶來幫助，這對我們來說是極大的肯定。

在氫產業深耕 30 多年，開發出多種氫氧能源設備、汽機車氫氧除碳機、氫氧焰爐具、氫油節能車載設備、大型醫療廢棄物防疫車……等等，希望能為保護地球盡一份心力，現在將技術及專業延伸到醫療保健領域，希望能將氫保健發揚光大，為人們的健康也盡一份力量。

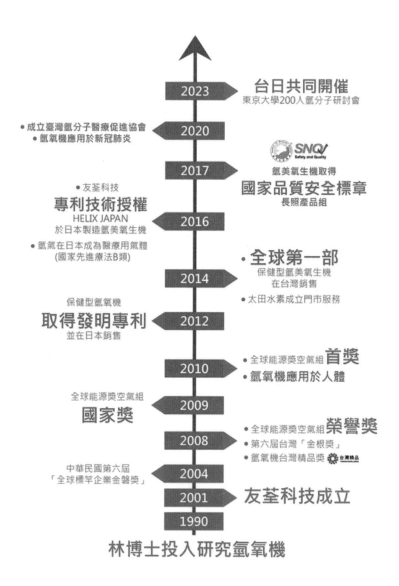

台日共同開催
東京大學200人氫分子研討會
2023

成立臺灣氫分子醫療促進協會
氫氧機應用於新冠肺炎
2020

2017
氫美氧生機取得
國家品質安全標章
長照產品組

友荃科技
專利技術授權
HELIX JAPAN
於日本製造氫美氧生機
2016

氫氣在日本成為醫療用氣體
(國家先進療法B類)

全球第一部
保健型氫美氧生機
在台灣銷售
2014
太田水素成立門市服務

保健型氫氧機
取得發明專利
並在日本銷售
2012

2010
全球能源獎空氣組 首獎
氫氧機應用於人體

全球能源獎空氣組
國家獎
2009

2008
全球能源獎空氣組 榮譽獎
第六屆台灣「金根獎」
氫氧機台灣精品獎 台灣精品

中華民國第六屆
「全球標竿企業金磐獎」
2004

2001 友荃科技成立

1990

林博士投入研究氫氧機

# 第 2 章

## 氫氣是什麼？氫在人體？
## 什麼是安全的氫氧機？

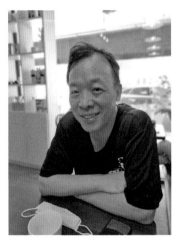

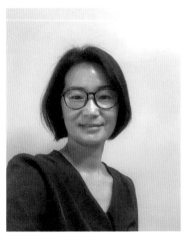

陳麒宇

查妍芬

臺灣氫分子醫療促進協會 常務監事　　臺灣氫分子 醫療促進協會 理事
太田水素工坊生技有限公司 執行長　　太田水素工坊生技有限公司 副總
北科大電子工程系畢　　　　　　　　高雄科技大學企管 EMBA 畢

## ▎氫氣是什麼？

大眾對氫的認知，氫是一種化學元素，在元素週期表位於第一位，結構最簡單，也是構成宇宙的主要成分，佔有90%的原子數。科學家認為宇宙大爆炸時，最早產生的就是氫，因此它是萬物產生前最古老的元素。在地球上我們四處都可以看見氫分子的蹤跡，包含水及有機化合物等。有機生命體含量最多的元素也是氫，其為信號分子、電子傳遞介質，更是生命能量轉化的重要元素。

氫的化學符號為「H」原子序數是1。氫氣是最輕的氣體，氫是無色、無味、無毒、無臭，原子是所有原子中最小的。氫在標準溫度和壓力之下，氫形成雙原子分子氫氣，分子式為 $H_2$，氫通常的單質形態是氫氣，正常溫度下的氫不活潑，是可以催化劑活化的，而在高溫的狀況下就不是這樣了，氫表現的非常活潑，氫幾乎可與所有的元素都能生成化合物，就除極少稀有氣體元素外。

氫原子是存在於水分子以及所有有機化合物和活生物中，氫的導熱能力特別強，跟氧化合成水，氫在攝氏0度和一個大氣壓下，每升氫氣只有0.09克的重量，僅相當於同體積空氣重量的14.5分之一。

瑞士化學家帕拉塞爾斯在16世紀末期，試著將鐵放入硫酸，鐵馬上和硫酸劇烈的化學反應，產生大量泡氣。英國科學家亨利・卡文迪什用以不同的金屬物質重複帕拉塞爾斯

的實驗，發現產生的氣體和空氣不同，其密度小可燃燒，他稱之為「可燃性空氣」，其燃燒後生成水。拉瓦節法國化學家確認了卡文迪什的發現，他提出用「氫氣」（hydrogène）一詞來取代「可燃性空氣」。希臘語 hydro（水）+genes（造成），意即「產生水」的物質。中文原稱「氫氣」為「輕氣」，「氫」是新造的形聲字。日語及朝鮮語循希臘語原義，稱為「水素」，而我們熟知的氣體「氧」，日語稱之「酸素」。

　　早期工業用氫的製造方式有電解法、烴裂解法、烴蒸氣轉化法、煉廠氣提取法。氫在工業上是重要原料，可合成產生氨和甲醇、提煉石油，還能運用在氫氧焰熔接器和火箭燃料中。氫氣很輕，可製作氫氣球，但為避免聚集氫氣不慎產生氣爆，現在以充氦氣的比較多。氫氣與氧氣結合可放出大量的熱，被利用來進行切割金屬。氫氣還作為一種可替代性的未來的清潔能源，用於汽車等的燃料。利用氫的同位素氘和氚的原子核聚變時產生的能量能生產殺傷和破壞性極強的氫彈，其威力比原子彈大得多。我司早期也使用氫氧氣在午餐餐廳料理烹飪的燃料上，還吸引了全球知名的電視頻道 Discovery 前來採訪，主題是未來廚房。

## ▌氫在人體？

　　人體中約有 70% 的水分 $H_2O$，且消化食物時也會產生氫氣，因此人類身體裡原來就有含量相當高的氫，氫也扮演著

人體生物功能正常運作之重要角色。自然界最簡單的元素是氫，無色、無味、無毒、無臭，在人體環境中，氫氣即使在純氫環境下，溶解在體液中的體積分數只有 1.8%。由於人體溫度只有 37℃，這種條件距離氫氣與氧氣發生反應的條件相差甚遠，因此在機體內氫氣與氧氣不發生反應，這也是長期以來人們把氫氣視為生理惰性氣體的原因（楊兆娜 et al., 2014）。在潛水醫學中人們早以氫氧混合氣呼吸以縮短減壓時間，而且動物和人身體內，也由腸道厭氧菌生成一定數量之氫氣。

距今 100 多年前的法國盧爾德泉水、德國諾爾登瑙泉水，人們因飲用後及洗滌泉水後，讓人體內許多慢性疾病有療癒效果而聞名於世，得到聖水之名。1998 年日本朝日電視台「探明真相」節目，安排記者前往調查了解該泉水與其他泉水沒什麼不同，只是該泉水中有高含量的氫氣。把氫加入水中是否也有相同的效果？

日本商人因為此篇報導，開發出含氫水等相關產品於日本市場販售，在企業界廣泛開發氫氣相關產品的同時，氫氣生物效應也受到學術界的重視。日本有 10 個以上參與氫氣研究的單位，其中由老年病研究專家——太田成男教授領軍的日本醫科大學老年病研究所，受日本氫氣企業的委託，從 2003 年開始進行氫氣治療疾病研究，到了 2007 年 7 月他們發現呼吸少量氫氣（1~4%，呼吸 35 分鐘），在人體內有強

大的選擇性抗氧化作用，在氫氣中和了毒性自由基以後，可明顯減少腦缺血再灌注損傷後，所導致的腦梗死，這樣的治療腦缺血的效果類似免疫抑制劑 FK-506，這發現超過目前臨床上用於治療腦缺血的抗氧化藥物依達拉奉。

太田團隊的研究論文，發表在世界著名雜誌《自然醫學》上，這些研究讓學術界對氫氣的有了不同的認識，帶領起日本、美國和中國等國家學者的廣泛關注，成為這氫分子醫學領域的研究基礎（林光秀，2009）。

在 2007 年英國《自然醫學》雜誌上，日本醫科大學太田成男教授發表長篇論文《Hydrogen acts as a therapeutic antioxidant by selectively reducing cytotoxic oxygen radicals》（氫氣作用通過選擇性地減少細胞毒性的氧自由基的抗氧化治療）。

第一次有研究團隊發現氫分子可清除人體內自由基，指出吸入 2% 的氫氣可明顯降低全腦缺血再灌注損傷壞死面積，他們以化學反應、細胞學等方式證明，氫氣溶解在液體中，可選擇性中和羥自由基和亞硝酸陰離子；並提出了氫氣具有選擇性的抗氧化作用的觀點，是對於因自由基引起的衰老、慢性疾病，氫具有很好的治療作用（Ohsawa et al., 2007）。

氫氣成為新型抗氧化劑之原因：氫還原性較弱，只和活性強、毒性強的活性氧反應，不反應有重要信號作用的活性氧，氫選擇性抗氧化的基礎以此而來。

氫本體結構簡單不複雜，自由基反應產物也相對簡單。就像與羥自由基反應後為水，而沒反應的氫可由呼吸排出人體，沒有殘留，對人體無毒、無副作用。氫的分子量低，能有效通過血腦屏障、自由擴散到細胞任何位置，細胞核和線粒體亦能到達，氫氣有望成為臨床治療和健康保健的新手段，從氫氣可治療疾病現象的發現，不僅給我們提供了一個安全有效的治療疾病的前景，而且對我們重新審視氧化和抗氧化的生命現象具有深遠影響。」（孫學軍，2013）

台灣以政府究料查詢中可知申請國科會的氫醫療相關研究有：

一、捐贈者氫氣吸入治療腦死引發之肺損傷（100年：北榮）

二、氫氣水對放射線引起的肺損傷的保護作用（101年：北榮）

三、以氫氣治療腦中風之研究（105年：台大）

四、開發一緩釋產氫系統用以紓緩骨關節炎之進程（107~109年：北醫）

五、量化性吸入氫氧氣體應用在運動醫學的立即性與短期影響（109年：義大）

六、抗自由基和抗發炎的氫氣併用低溫療法保護周產期缺血缺氧性腦病變（109年：中國醫）

## ▌日本在 2016 年 12 月將氫氣納入先進醫療 B 類！

氫氣納入先進醫療 B 類使用症狀「心停止症候群之腦部障礙」，研究單位是應慶義塾大學醫學部、日本醫科大學研究所醫學研老化科學系專攻細胞生物學領域，其中參與人員應慶義塾大學醫學部參與人員：林田敬特任助教、堀進悟教授、佐野元昭副教授、福田惠教授；日本醫科大學研究所醫學研老化科學系專攻細胞生物學領域參與人員：太田成男教授、上村尚美副教授。

心臟停止症候群之腦部障礙這個症狀聽起來有點複雜，簡單來說就是心跳停止後，腦部缺氧所引起的問題（類似中風），當此患者在急救的過程中，大量的氧氣回到腦部時，此時這些氧氣會產生大量的自由基，並對腦部造成傷害。此時氫氣納入先進醫療 B 類的應用：

1、當心跳停止後急救使其恢復心跳，若時始注入氧氣與氫氣，可改善其病患生存率及改善腦部機能弱化情況。

2、心跳停止後急救完成後，病患再吸入低量氧氣與氫氣，也可減輕復甦後之腦部機能障礙。在氫氣納入先進醫療 B 類的研究中載明了是使用「氧氣」與「氫氣」的「氫氧混合氣體」給病患使用，研究也指出：低量的氧氣與氫氣，並不會造成任何的危險。

## 水素ガス吸入療法

| 実施診療科 | 救急科 |
|---|---|
| 承認年月日 | 平成28年12月1日 |
| 適応症 | 心停止後症候群（院外における心停止後に院外又は救急外来において自己心拍再開し、かつ、心原性心停止が推定されるものに限る。） |

病院概要

病院長の挨拶

理念・行動指針

個人情報保護

医療安全・感染制御

役割・機能（先進医療・施設基準・地域連携等）

地域がん診療連携拠点病院としての取り組み

地域医療連携について

先進医療

患者申出療養

病院開設許可（承認）、法令による医療機関の指

### 主な内容

#### 先進性

水素吸入療法は水素ガスを酸素とともに吸っていただく画期的な治療法です。これは全世界で初めての治療法です。これまで、水素ガスは様々な病気や病状に対して効果のあることが動物実験で示されてきましたが、しかし、ヒトに対して、本当に効果があるか否か、これまで全く試されてきませんでした。また、水素は酸素ガスと反応して爆発する危険があることは広く知られていますが、その危険のない範囲で用いることができるようになりました。今回の水素吸入療法が確立されれば、様々な場面で水素吸入を行うことができるようになります。水素吸入自体には、大掛かりな装置は不要ですので、簡便で効果的な治療が行うことができます。大きな病院以外でも、大きな医療機器がなくても施行可能な画期的な治療なのです。

資料來源：慶應大學研究文章：http://www.hosp.keio.ac.jp/about/yakuwari/senshin/senshin16.ht

## ▍什麼是安全的氫氧機？

　　氫醫療保健產品是氫分子生物醫學衍生，日本企業開發的產品最具市場代表性的產品有氫水棒、飽和氫氣水、含氫氣化妝品等，而這些氫保健產品都是在以氫氣具有抗氧化作用前提之下，來推測針對各種氧化損傷中，能夠發揮出預防保健或治療效果作用，當作產品的內在價值與賣點。因為販售是以保健品、日用品形式，廠商均不能直接宣傳治療作用。

　　氫氧機原理是將純水電解，產生氫氧分子混合氣體，正極產氫，負極產氧，比例為 73% 氫氣，27% 氧氣。1cc 的水經電解，能膨脹成 1,700 倍的氣體，設備內無儲氣槽，開機後 20 秒內產生氫氧氣體，即產即用不儲氣。

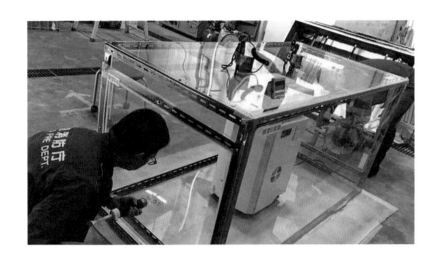

　　網路上常常流傳，氫氧機使用會有爆炸的危險性，這些言論根據是什麼呢？據科學根據「當空氣中的濃度為 4%至 75%時，氫會在點火時爆炸」。當然，氫氧機是絕對安全，也經過多種測試。但是你一言我一語的爭論是沒有結果的，所以氫氧機就在日本東京消防署消防技術安全部做了安全檢定：

　　測試地點：日本東京消防署消防技術安全部門

　　測試空間：90x90x180（通風開口為壓克力面積的 1/20）

　　氫氧機型號：Helix Japan ET-100（台灣製造）

　　氫氣產生量：1200ml/min

　　氧氣產生量：600ml/min

　　氫氣濃度測量檢定：氫氣檢測管每三十分鐘，檢測 5 個固定位置，每兩個小時為一輪，檢測三輪。

檢測結果：氫氣濃度在任何地方都不到 0.3%。

結論大氣量的氫氧機並不會造成室內環境氫濃度過高，並無任何易燃的可能性，相當安全。

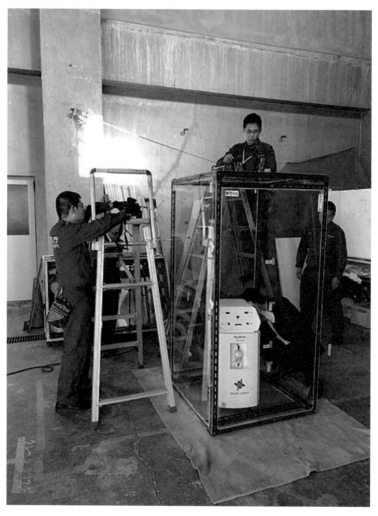

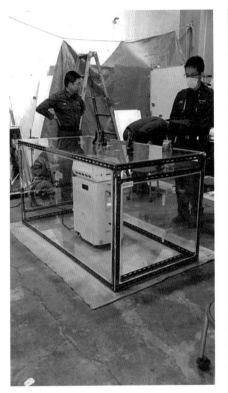

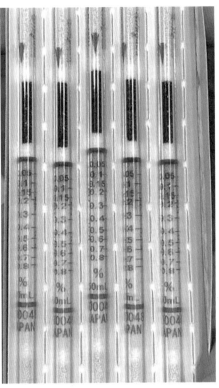

# 第 3 章

氫分子運用及未來展望

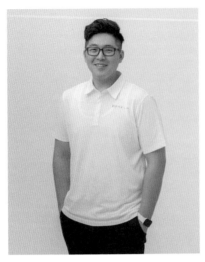

林明賢

臺灣氫分子醫療促進協會 秘書長
澳州昆士蘭科技大學行銷與廣告
太田水素工坊 行銷副總
中華健康健康管理協會 乙級健康管理師

## ▌初次遇見氫分子

我輕輕地打開房間的門，房間內的燈與窗簾都沒有打開，在幽暗的房間中，聽見了答、答、答的聲音，是一台氧氣機，我循著氧氣機的鼻吸管，找到了一副瘦小的身軀蜷縮在床上，那副身軀沒有了一絲生氣，只能微弱地發出哀號的聲音，這是我接觸氫分子後，遇到的第一位重症患者。

陳小姐是一位大腸癌四期的患者，進行過多次的化放療治療，雖然治療的過程很痛苦，但陳小姐並不放棄任何的希望，並一直期盼病情能夠獲得轉機。但在不久前，陳小姐被醫院通知轉進安寧病房，這個消息也擊潰了她最後的希望，與家人討論後，希望能回到家裡度過最後的時光。

回到家中的陳小姐身體狀態每況愈下，癌症帶來的疼痛感，連使用嗎啡貼片都無法消除，最後只能縮在床上每日以淚洗面，悲傷的氣氛壟罩了整個家庭，家人都感到不捨。

那日我將氫氧設備安置在陳小姐的房中，並與她的丈夫聊了起來。陳小姐的先生是在網路上搜尋到了日本赤木純兒醫師的資訊，知道日本已經將氫氣運用於癌症四期患者的治療，並取得了不錯的成果，所以希望氫分子能對他的妻子有幫助。我告訴他：「沒錯，在日本氫氣的確已經使用在患者身上，不過赤木醫師是搭配 OPDIVO 使用，並讓患者長時間吸入大量的氫氧氣才有效果，只單純吸入氫氧氣體，我不敢說會有多大的效果。」

兩週後的某一天凌晨，我在睡夢中被手機的鈴聲叫醒，我看了一眼時間是 4 點 20 分，我看著陌生的號碼回撥過去，電話接通後就聽到另一頭著急的聲音：「林先生，不好意思這麼早打電話給你，但是我女兒的設備在一點多的時候就不能用了，原本想等時間晚點再打給你，但是我女兒又痛到不行了！所以才在這個時間點打來，能不能過來幫我看看設備怎麼不能用了!?」

　　在排除設備的狀況後，陳爸爸和我說：「自從上次安裝好設備後，我女兒幾乎沒有停過（吸氫氣），且從開始吸入氫氣後，身體的疼痛感就漸漸消失了，體力和食慾都有提升。最神奇的是早上還能離開床上，到餐桌上跟我們一起吃早餐，若不是親眼看見，我真的不敢相信！但是今天停了兩個小時後，她又開始痛了，所以不得已在這時間請你過來。」

　　我回答陳爸爸說：「老實說，我讀了很多氫分子的論文，雖然研究上有顯示這樣的成效，不過那是搭配其它混和療法的成果，我沒想過單純吸入氫氧氣就有這樣的效益，真是太好了！」

　　過了幾個月後，雖然從陳爸爸那得知女兒病逝的消息，但陳爸爸依舊對我們表示感謝，他們說，因為有了氫氧機才能讓女兒的生活品質提升，並且有尊嚴地走完最後一段路，離開的時候沒有受到太多的痛苦，很謝謝我們帶來了氫氧機。

現在回想起來這段往事，還是覺得鼻子酸酸的，我真的很榮幸、很榮幸能夠認識氫分子。

## ▌安全的使用氫分子

在台灣使用氫氣吸入作為人體保健用途，已經有將近 10 年的時間了，從最早使用的氫氧混和設備，到後期加入的純氫設備，到底吸入氫氧氣與純氫氣的差異在哪裡呢？

有人說，使用氫氧混和氣體的設備會爆炸，但又有人說只吸入純氫氣會缺氧，究竟該如何的安全使用氫分子保健？很抱歉，在台灣目前沒有法規明確規範，但以下讓我來為各位讀者做資訊整理，再由各位讀者做判斷。

氫分子於 2016 年在日本被納入先進醫療 B 類，至今已經過了 6 年，氫分子療法在全球颳起了一陣風潮，除了運用在心臟停止症候群外，日本醫師也將氫氣首度運用於癌症四期的人體輔助治療，在 2020 年的中國，更將氫氣推往了對抗新冠狀肺炎的戰場。

在台灣從 2015 年開始至今，氫分子醫學會也偕同多位醫師進行了氫氣無毒性檢測、氫氣治療川崎症、氫氣減低癌症化療副作用、氫氣治療肺部發炎、氫氣治療中風、氫氣治療新生兒臍帶繞頸、氫氣治療突發性耳聾、氫氣治療肺部纖維化……等等相關的動物與人體臨床實驗。沒錯，在上述所說的都是「氫氣」治療，但是你知道嗎？其實上述的所有實

驗都是使用「氫氣」加上「氧氣」的混和氣體，來進行動物與人體臨床試驗，接下來讓我來為您做更清楚的解析。

在 2016 年日本由慶應義塾醫療大學所做的臨床實驗，就是將氫氣申請先進療法 B 類的臨床實驗，使用的氣體比例為氫氣 2%、氧氣 50%、氮氣 48%，在研究中未提到氣體流量，所以指的應該是在大氣中的比例。在 2016 年日本由赤木純兒醫師所發表的研究，將氫氣運用於輔助治療大腸癌患者，使用設備為每分鐘流量 1.8L，氫氧比例為 66：33，氫佔 66%，氧佔 33%，氫氣每分鐘流量約 1.2L；氧氣每分鐘流量約 0.6L，使用方式為戴上鼻吸管使用。

在中國運用於新冠狀肺炎治療的氫氣設備氣體流量為 3L，氫氧比列為 66：33，氫氣每分鐘流量約 2L，氧氣每分鐘流量約 1L，使用方式為水分子霧化吸入。

在台灣運用於本協會的臨床實驗，使用的設備氣體流量為每分鐘氣體流量 1.25L，氫氧比列為 73：27，氫氣每分鐘流量約為 0.9L，氧氣每分鐘流量約為 0.35L，使用方式為戴上鼻吸管使用。

前述將氫氧氣運用於各醫療行為或是臨床研究的案件，都分別經由醫院審核、期刊發表或是國家頒布的認證。

其實除了氫氣外，被納入成為醫療氣體的還有很多，例如一氧化二氮、氮氣與麻醉氣體等等，而這些氣體的使用方式，也都必須額外添加氧氣，原因很簡單，就是要避免患者

缺氧的可能性。

我想各位應該有看過這樣的新聞，某個工人到了地下道實施作業，卻因未注意地下道的氧氣濃度比例，而造成罹難的憾事，為此政府也訂定了一套缺氧作業危害及事例介紹，希望避免憾事再發生。在這份缺氧作業危害及事例介紹中有提到，當人處在氧氣濃度低於 19% 以下就是處於缺氧狀態，而當氧氣濃度低於 16% 以下就有可能造成死亡。

然而除了高危險的缺氧致死外，慢性缺氧也不容忽視，現代人因為下列種種因素，也會造成身體含氧量下降，並造成提升罹患慢性疾病的機率：

▶外在因素
- 空氣汙染造成大氣氧氣比例下降
- 長期處於密閉式空間
- 長期生活在冷氣房
- 生活與工作壓力大

▶內在因素
- 用腦過度
- 飲食不均衡
- 缺乏運動
- 抽菸、二手菸

- 久坐、坐姿不良

在缺氧的狀況下，身體容易出現頭暈、過敏、肥胖、疲勞嗜睡、記憶力下降、牙齦紅腫以及心律不整等等問題；且如身體長期曝曬在缺氧的環境下，會提高罹患慢性病的機率，如高血壓、糖尿病及心血管疾病。

現今大多數的台灣人都處在上述的不良環境中，身體中的氧氣含量已經岌岌可危，甚至多數人已經長期處在缺氧的環境中。所以吸入氫氣當作身體保健時，建議搭配氧氣一起混和吸入，避免造成因吸入氫氣而減少氧氣的可能性，後果得不償失。

## ▍氫氣的比例

在一般大氣中，空氣成分是由 78% 的氮氣、21% 的氧氣與 1% 的混和氣體所組成，氫氣在大氣中只佔了 0.55ppm，是微乎其微的存在，如果要讓氫氣爆炸，需要將氫氣在空氣中的比例提升至 4% 以上。那在什麼樣的情況下氫氣會爆炸呢？例如將氫氣灌入氣球中，如此氫氣在氣球內的氣體比例就會大於 4%，此時氣球若碰到火源，就會爆炸。

氫氧混和氣體聽起來很危險，這樣還能使用嗎？這個問題，日本將氫氣通過先進醫療 B 類時，就已經給出解答，在慶應義塾醫療大學的發表研究中說明：「**氫氣吸入療法是一種劃時代的療法，是將氫氣與氧氣一起吸入，這是世界上第**

一個治療方法。到目前為止，動物研究表明氫氣對多種疾病和病症有效。然而，它從未被測試過是否真的對人類有效。此外，眾所周知，氫氣會與氧氣發生反應，有爆炸的危險，但現在可以在沒有這種危險的範圍內使用氫氣。如果建立了這種吸氫療法，則可以在各種情況下進行吸氫。吸氫本身不需要大型設備，可以進行簡單有效的治療。這是一項劃時代的治療，即使在大型醫院以外沒有大型醫療設備的地方也可以進行。」

氫氣與氧氣混和的確有產生爆炸的可能性，但是在日本的醫療使用中，這項危險已經被克服，此實驗過程中，研究人員將氫氣控制於 2%、氧氣 50% 與氮氣 48%，這樣的使用條件下，氫氣是沒有爆炸的可能性。

除此之外，如在家使用市售的氫氧設備，有可能將氫氣含量超過 4% 嗎？答案是很困難的。在日本東京消防局技術安全部也針對 Helix Japan 的 ET100 氫氧機做過爆炸可能性的實驗，實驗結果氫分子濃度完全低於 0.3%，直接證明了氫氧機的安全性。

最後，在台灣很多業者會強調氫氣需要 5N5、6N5 或者 7N5 以上才能吸入，也就是氫氣純度 99.999995% 才能使用。在台灣很多業者會拿出 SGS 的檢測當作證明，但要提醒各位朋友 SGS 的證書只是負責檢驗氫氣的「純度」，並非為人體吸入氫氣的安全性做背書，且吸入純氫氣的說法目前是沒有

根據的。在目前國際醫學的臨床研究，都會備註實驗中使用的器材與設備，像是上述所提到的日本、中國與台灣的臨床研究，使用的設備氫氣純度均為 99.995%，且皆為氫氣與氧氣的混和氣體，在研究中受試者並未出現任何傷害，故並沒有吸入純氫氣才安全的根據證實。

## ▍氫分子運用

2019 年 3 月 27 日，由赤木純兒院長在日本東京大學舉辦了首場氫分子研討會，當日演講者有免疫癌症治療醫師赤木純兒院長、綜合癌症治療專家萬憲章醫師、山梨大學綜合研究部小山勝弘教授、氫分子專家太田誠男教授與抗癌鬥士矢田裕子名畫家。這場研討會內容有別於往常，此次發表內容已經從動物實驗，晉升為人體臨床實驗的臨床發表，當時在日本造成了很大的迴響，連長期使用氫氣做保養的駐日代表謝長廷大使都慕名前往。赤木純兒院長的發表，也讓我對氫分子有了更進一步的認識，我會將重點分享給各位讀者。

從 2013 年至 2018 年赤木純兒醫師總共收案 306 例，均為癌症四期患者，赤木醫師將 306 名病患分為前期組與後期組，並使用不同的治療方式。2013 年至 2015 年的 127 名患者分組為前期組，2016 年至 2018 年的 148 名患者分組為後期組；前期患者使用兩種的混和治療方式分別為高溫療法和低劑量化療法，後期患者使用四種的混和治療方式分別為高

溫療法、低劑量化療法、保疾伏和氫氧吸入療法。在臨床試驗中發現，後期組的中期生存率（MST）比前期組的高出 3 倍，而這其中的關鍵在於後期治療組中，添加了保疾伏與氫氧氣的治療。

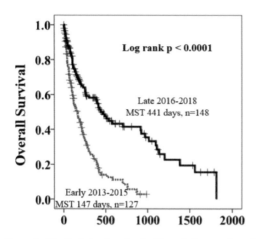

The overall survival in the late phase is significantly longer than that in the early phase.

Early phase 2013 - 2015: **Hyperthermia with low dose chemotherapy**
Late phase 2016 - 2018: **Hyperthermia with low dose chemotherapy** $\pm$ OPDIVO $\pm$ Hydrogen gas

　　如果只有這份研究報告，我想很多讀者都會覺得是保疾伏的功勞吧！畢竟氫氣的功效並沒有被證實。沒錯，赤木醫師也是抱持著這樣的心態，進行了第二次的人體臨床試驗，受試者是 45 名的癌症四期患者，赤木醫師將受試者分為兩種組別，分別為並用組與單用組，並用組使用氫氣與保疾伏

的兩種治療方式，人數共 29 名，單用組使用保疾伏的單一治療方式，人數共 16 名。在此次的臨床實驗中發現，並用組的中期生存率（MST）高於單用組 4 倍多！

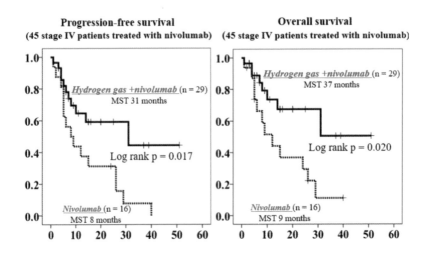

想要了解為什麼添加氫氣的並用組能提升中期生存率，就必須先從了解保疾伏開始。

保疾伏（OPDIVO）是一種人類免疫球蛋白單株抗體，它能阻斷 PD-1 與其配體 PD-L1 之間的作用以達到抗癌效果，為免疫檢查點抑制劑的一種。赤木醫師說過，保疾伏可以有效的延長癌症患者的壽命，但是成功率很低，只有 20%~30% 的成功率；而如何提升保疾伏的有效率，本庶佑教授提出的答案是苯札貝特（Bezafibrate）高血脂藥物，病患能藉由注

射苯札貝特激活體內的 PGC-1α 因子，激活後的 PGC-1α 會提升淋巴球粒線體的活化性，製造出健康的 T 細胞，如此將能提升保疾伏的臨床功效。

　　所以想要提升保疾伏的有效率，激活 PGC-1α 並增加粒線體的活性，就成了最大的關鍵。

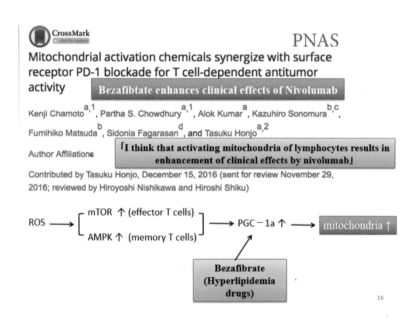

　　在 2016 年 發 表 於 NIH 標 題 為「Molecular hydrogen stimulates the gene expression of transcriptional coactivator PGC-1α to enhance fatty acid metabolism」的研究發現吸入氫氣能激活 PGC-1α，這也解釋了為什麼在赤木醫師的研究中，

使用氫氣和保疾伏的並用組病患的中期生存率較高，也呼應
了本庶佑教授的說法。

npj | Aging and
Mechanisms of Disease

**ARTICLE** OPEN

# Molecular hydrogen stimulates the gene expression of transcriptional coactivator PGC-1α to enhance fatty acid metabolism

Naomi Kamimura[1], Harumi Ichimiya[1], Katsuya Iuchi[1] and Shigeo Ohta[1,2]

We previously reported that molecular hydrogen (H₂) acts as a novel antioxidant to exhibit multiple functions. Moreover, long-term drinking of H₂-water (water infused with H₂) enhanced energy expenditure to improve obesity and diabetes in *db/db* mice accompanied by the increased expression of fibroblast growth factor 21 (FGF21) by an unknown mechanism. H₂ was ingested by drinking of H₂-water or by oral administration of an H₂-producing material, MgH₂. The comprehensive gene expression profile in the liver of *db/db* mice was analyzed by DNA microarray. The molecular mechanisms underlying the gene expression profile was investigated using cultured HepG2 cells. Moreover, the effects on lifespan of drinking H₂-water were examined using wild-type mice that were fed a fatty diet. Pathway analyses based on comprehensive gene expression revealed the increased expression of various genes involved in fatty acid and steroid metabolism. As a transcription pathway, the PPARα signaling pathway was identified to upregulate their genes by ingesting H₂. As an early event, the gene expression of PGC-1α was transiently increased, followed by increased expression of FGF21. The expression of *PGC-1α* might be regulated indirectly through sequential regulation by H₂, 4-hydroxy-2-nonenal, and Akt/FoxO1 signaling, as suggested in cultured cell experiments. In wild-type mice fed the fatty diet, H₂-water improved the level of plasma triglycerides and extended their average of lifespan. H₂ induces expression of the *PGC-1α* gene, followed by stimulation of the PPARα pathway that regulates FGF21, and the fatty acid and steroid metabolism.

*npj Aging and Mechanisms of Disease* (2016) **2**, 16008; doi:10.1038/npjamd.2016.8; published online 28 April 2016

npj Aging and Mechanisms of Disease (2016) 2, 16008.

34

　　使用氫氣激活 PGC-1 $\alpha$ 並提升粒線體功能的目的，是為
了提升患者體內的免疫 T 細胞，所以吸入氫氣是否最終能改
變免疫 T 細胞，也讓赤木醫師充滿了好奇，因此赤木醫師針
對 55 名癌症四期患者做了實驗檢測，觀察吸入氫氣後 PD-1⁺
Killer-CD8⁺ T cealls 與 PD-1⁻ Killer-CD8⁺ T cealls 是否會改
變。在實驗中發現，55 位患者中，有 35 位患者 PD-1⁺ T 細
胞的數值下降（63.6%），有 39 位患者的 PD-1⁻ T 細胞數值

上升（70.9%）。

透過這項實驗可以了解，原本活化的 T 細胞雖然受到了很多刺激，轉變成對治療有負面影響的疲勞 PD-1⁺ T 細胞，但受試者藉由吸入氫氣活化了體內的粒線體，又可將疲勞的 PD-1⁺ 細胞還原成健康的 PD-1⁻ T 細胞，除此之外，也能藉由吸入氫氣激活粒線體來增加體內的健康 PD-1⁻ T 細胞。

水素ガス吸入による変化

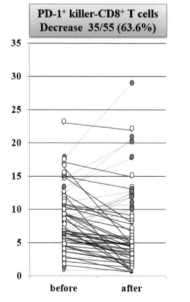
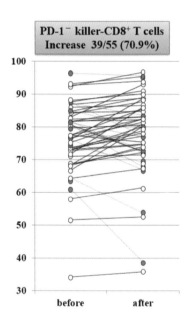

赤木醫師透過眾多的臨床研究中，找到能證實吸入性氫氣可激活粒線體的檢測方式，就是將粒線體呼吸鏈（MRC）

中的 Q10 物質，作為檢測的依據。Q10 在粒線體呼吸鏈中的合成步驟一、二、三之間，扮演重要的電子傳導角色，所以可藉由觀察 Q10 的數值，推測粒線體是否被激活。

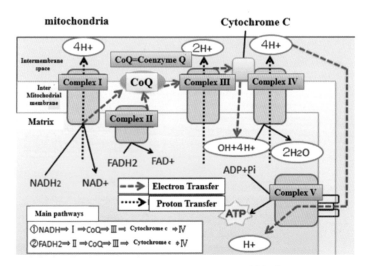

Coenzyme $Q_{10}$ serves as an *essential electron carrier* within the MRC (mitochondrial respiratory chain), transferring electrons derived from complexes I and II to complex III, which is essential for the process of *oxidative phosphorylation*.

Coenxyme Q 10 (CoQ10) ≒ mitochondria function          25

此次實驗，赤木醫師讓 25 名受試者吸入氫氣，並在使用前與後做檢測。在實驗中發現，25 名受試者中有 18 名受試者的 Q10 數值被檢測出增加，依比例計算為 72% 受試者有反應，這與前述 PD-1⁻ 檢測數值呼應，55 名患者吸入氫氣後有 39 名患者 PD-1⁻ 數值上升，比例為 70.9%，因此赤木醫

師認為，可藉由使用粒線體呼吸鏈（MRC）中的 Q10 物質，作為推測粒線體功能活化的依據。

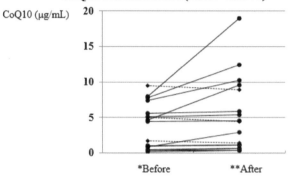

**Hydrogen gas treatment increases CoQ10 concentration (18/25=72.0%)**

*Before; before hydrogen gas treatment
**After; after hydrogen gas treatment

| | Hydrogen (+) | Hydrogen (-) | |
|---|---|---|---|
| CoQ10-inc* | 18 | 4 | 22 |
| CoQ10-dec** | 7 | 10 | 17 |

Pearson chi-square test p=0.031
*CoQ10-inc: increase of CoQ10 after hydrogen
**CoQ10-dec: decrease of CoQ10 after hydrogen

## 氫分子未來期許

在赤木醫師的臨床發表會與其著作中說明，對於癌症病患使用保疾伏（OPDIVO）療法，生存率為 20%~30%，加上

氫氣之後可以提升至 50~60%。我想這對於進入安寧病房的癌症病患，已經是奇蹟般的數字了！

　　除此之外，在研究中發現，吸入氫氣可以減少病患的疼痛感、疲勞感、提升食慾、提升睡眠品質與免疫力調節；另外在書中也提及或許氫氣可以是中風、帕金森氏症、失智症患者的救星，如此多種效益，也顯示氫氣不僅僅只有抗氧化的作用。而在 2019 年赤木醫師的臨床，發現氫氣可以提升 PGC-1$\alpha$ 與 Q10，雖然這兩種因子在研究中，只被運用於檢測粒線體是否活化，但 PGC-1$\alpha$ 與 Q10 的效益，可不僅僅如此。

## PGC-1$\alpha$ 與代謝症候群

　　2020 年由西班牙學者發表一篇標題為 PGC-1$\alpha$, Inflammation, and Oxidative Stress: An Integrative View in Metabolism[1] 的論文中說明，PGC-1$\alpha$ 與許多炎症和代謝疾病有關。其在多種組織中調節粒線體功能、氧化反應和代謝途徑的關鍵作用已被證實，PGC-1$\alpha$ 的失調會改變細胞中的氧化還原功能，並加劇炎症反應。而炎症反應通常伴隨代謝紊亂，代謝紊亂症候群的併發症包括肥胖症、2 型糖尿病、心血管疾病和脂肪肝病變有關。所以如果能藉由吸入氫氣激活 PGC-1$\alpha$，那是否就能減少炎症反應與改善代謝症候群所帶來的疾病，這點是值得我們去探討的。

## 骨關節炎

2022 年由中國學者發表的 The role of chondrocyte mitochondrial biogenesis in the pathogenesis of osteoarthritis[2] 論文指出，粒線體活化途徑在老化相關疾病被廣泛研究，並在神經退化性疾病、心血管、血糖及腎臟疾病都取得了一定的成果，在此研究中也發現激活粒線體可延緩（OA）骨關節炎的可能性。

在實驗中激活軟骨細胞粒線體的生合成途徑為 AMPK-PGC-1$\alpha$ 與 SIRT1- PGC-1$\alpha$ 與 IRT3-PGC-1$\alpha$（圖1），而當人體為調節使其活性提升，可發現粒線體 DNA 含量增加，粒線體功能恢復，可表明重新激活骨關節炎中的粒線體生合成途徑有助於活化損傷的粒線體，延緩骨關節炎的病程發展。

PGC-1$\alpha$ 是粒線體生合成途徑的主要調節因子，在骨關節炎細胞粒線體的生合成途徑中，PGC-1$\alpha$ 位居中央，通過接受上游分子的調節訊號，傳遞給下由分子發會效應。

在赤木醫師的研究中發現，氫氣可以直接活化 PGC-1$\alpha$（圖2），如活化骨關節炎細胞粒線體就可延緩關節炎病程發展，那或許吸入氫氣也可達到相同效果。

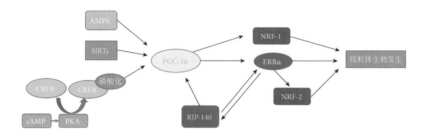

圖 1 來源：Zhou S, Si H, Peng L, Shen B. [The role of chondrocyte mitochondrial biogenesis in the pathogenesis of osteoarthritis]. Zhongguo Xiu Fu Chong Jian Wai Ke Za Zhi. 2022 Feb 15;36（2）:242-248. Chinese. doi: 10.7507/1002-1892.202109091. PMID: 35172413; PMCID: PMC8863531.

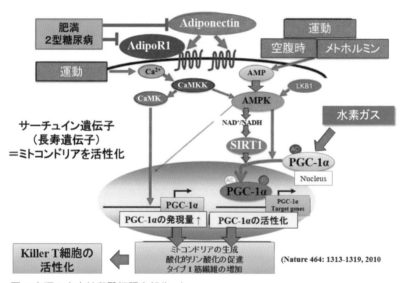

圖 2 來源：赤木純兒醫師研究報告

## 帕金森氏症

2010 年由哈佛醫學院神經醫學中心與布萊根婦女醫院分析了 410 個患有帕金森氏症和亞健康疾病的患者與健康者進行對照組比對，在實驗中找到了與罹患帕金森氏症有關的 10 組基因，而這 10 組基因過去從未被確認與帕金森氏症有關。

這些基因明確的指出粒線體電子傳遞、葡萄糖利用與葡萄糖傳感中的缺陷，會出現在帕金森氏症發病前的病理機制中。研究人員認為粒線體提供了細胞絕大部分的能量，當粒線體不能正常工作時，就可能提升罹患帕金森氏症的機率。在實驗中發現，這 10 組基因都受控於一個基因，即為 PGC-1$\alpha$，並發現激活 PGC-1$\alpha$ 可以提升粒線體呼吸鏈傳導反應，可阻止細胞病變減少多巴胺能神經元的損傷，PGC-1$\alpha$ 或許是未來用來治療或預防帕金森氏症的關鍵[3]。

在臨床研究中發現，氫分子除了可以提升 PGC-1$\alpha$ 外，還可以穿透血腦障壁（BBB）進入腦部進行抗氧化，或許氫分子在未來運用於預防或是治療帕金森氏症都能有很好的表現。


## 輔酶 COQ10

輔酶 Q10（COQ10）是人體能自然產生的抗氧化劑，也是粒線體內重要的傳導物質，協助粒線體產出細胞所需要的能量，故此，人體內需求能量較高的器官，例如心臟、肝臟、

腎臟與胰臟都能檢測出較高的輔酶 Q10。

但輔酶 Q10 並非能在體內源源不絕的製造，據研究表示，人體大約 20 歲時體內的輔酶 Q10 值會達到高峰，並會隨著年齡開始遞減，並在 40 歲後下降幅度更為顯著，這也將導致身體新陳代謝速率衰退與身體活動力減弱[4]。

在研究中除了發現輔酶 Q10 可以緩解心血管疾病與炎症，也發現了當人類罹患慢性疾病時，其中組織與器官的 Q10 含量會低於水平值，如能適當的對其器官補充輔酶 Q10，或許也可以改善多數的慢性疾病[5]。

輔酶 Q10 近年來也變成了保健食品的重要成分，單獨服用 Q10 可產生抗氧化作用，如預防癌症和老化、調節免疫系統功能、預防動脈硬化、保護血管、降低血壓、改善氣喘過敏症狀、幫助治癒胃潰瘍、促進傷處癒合等。且目前已證實輔酶 Q10 會影響身體能量的產生，所以補充 Q10 可以增加耐力，能提升運動員的體能表現，除此輔酶 Q10 也被稱為肌膚的原動力，能保護膠原蛋白不受自由基的侵害，也能預防細紋與緊實肌膚彈力。輔酶 Q10 在人體保健與美容保養都有很大的功效。

在 2016 年開始，日本街頭開始出現不同的水素 SPA 會館，有美體、美甲與美睫等等，當女性在做美容時提供氫氣吸入，但當時氫氣的用途只局限於中和自由基，減少自由基破壞蛋白質的功能，未曾想到氫氣也能活化輔酶 Q10 為女性

美容帶來更多好處。此外，輔酶 Q10 在人體的內臟器官密布較高，像是心臟、肝臟與腎臟等等，所以像是心血管與糖尿病等等疾病，在氫氣的運用上應該可以更深入被探討。

## 總結

2007 年至今，氫氣被廣泛的運用於人體醫療與保健，並創造出多項奇蹟，也讓眾多醫師與學者開始注意到，在赤木醫師的研究中能發現，氫氣除了能中和惡性的 OH- 羥基自由基外，還能激活粒線體呼吸鏈的兩大關鍵因子 PGC-1α 與輔酶 Q10。在研究中發現激活 PGC-1α 與輔酶 Q10，對於癌症、代謝症候群、關節炎、帕金森氏症、中風、心血管疾病、血糖疾病、血壓問題、免疫系統功能、美容保養等等有很大的改善，而我所提供的資訊也只是一小部分。

在赤木醫師的研究中，吸入氫氣對患者的病情有很大的改善，這些改善甚至可以稱作奇蹟，氫氣除了能中和惡性自由基、激活 PGC-1α 與輔酶 Q10 外，我相信在未來還能發現更多氫氣的功效，並藉由更多的醫學研究，找出這些基轉途徑，並讓奇蹟轉為醫學。

# 第 4 章

## 後 COVID-19 看氫分子在
## 公共衛生的角色與倡議

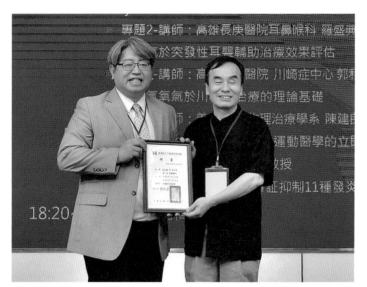

施文儀 理事長（右）

# 施文儀

臺灣氫分子醫療促進會 榮譽理事長
台灣氫水品質檢測協會 理事長
前行政院衛生署疾病管制局 副局長

## ▎後疫期

COVID-19 已流行快滿 3 年，與之有關的生醫產業及研究均有令人側目的發展，反觀氫分子醫學研究及產業在這場大疫中是否也因此而進步？這個問題應該是所有關注氫分子醫學的人都想利用時機來促成的焦點。

2 年多前雖然中國鍾南山院士也有將吸入氫氧氣引入輕、中症的治療方案中，容或有些效果，並未成為先進國家跟進的研究顯學項目，略有曇花一現的失落。回頭看看台灣，在台灣氫氣機和氫氧機少說也有幾萬台，加上氫水機就有好幾十萬台是與氫分子有關的設備在影響著近百萬人的健康。在這疫情的 3 年內，到底氫分子在台灣對人民的健康有了什麼樣的影響？包括：COVID-19 有多少預防效果？有多少減輕症狀效果？有多少治療效果？又有多少避免死亡的效果？這些答案我們一無所知。

之所以在學術上會一無所知，並不表示我們沒有想法或努力，我只能夠說，說不定是我們推展氫分子醫學的方向可能有需要做一些調整。在此我試著將這些不算成熟的想法來和大家分享。

毫無疑問地，新冠肺炎對世界造成重大的影響，包括：健康與生命的損失，以及在經濟及社會都造成難以復原的影響。

2022 年 8 月止我們知道全球已有近 6 億人通報感染，

其中近 650 萬人報告染疫死亡。這是史上空前的健康災難事件，目前還是進行式。在經濟方面，據估計新冠肺炎滿週年時，經濟損失初步估計就已經達 600 兆元台幣的規模，目前尚未有權威的報告，尤其是近 2 年的估計。專家都說難以估計。在社會面上，除了人與人的關係變得疏遠而遠距化的影響外，貧困與社會底層感染與死亡較多的影響，導致社會公平性受到質疑；長照機構住民及長期臥病在床的長輩染疫死亡帶給家屬的傷慟及解脫的矛盾，都令人難以想像。上述劇烈的影響都不是我要說的主題。我的觀察重點是新冠肺炎對生醫生技的研究與發展，以及對產業的重大影響，竟是前所未有神速，值得氫分子產業的省思。

大家不難發現這 2 年多來新冠肺炎疫苗、PCR 檢驗試劑及快篩試劑，以及抗病毒藥物的研發製造，可以說是前所未見的神速。在過去，一個新疫苗或藥物從研發到生產使用，少說 10 年，而投入的資金更難以想像。不難理解這次是大國傾全力支持，經費補助及跨藥廠間合作而大獲全勝。

上市的疫苗中，全球已有超過 61% 的人打滿了疫苗，估計約高達 121 億劑疫苗打在人體上，快篩試劑的數量更是難以想像的多。大家不妨自己推算一下即可知道快篩及 PCR 的需求造成生技產業的發展是難以想像的。至於抗病毒藥物的使用量雖然遠比檢驗數量少，但是昂貴的單價及利潤也提供給研發廠商快速回收成本的優勢。在疫情的嚴重壓力下，這

些生醫產品不能在第一時間供應充分的量,就註定要失敗或被淘汰。

## ▍疫苗的研發

在此先來看新冠肺炎疫苗的研發。

2019 年底中國爆發武漢肺炎疫情後,2020 年的 3 月美國就啟動了疫苗研發計畫,同年的 11 月就已完成三期的臨床試驗並獲得美國 FDA 緊急授權使用(EUA)。2021 年到 2022 年間也陸陸續續獲得 FDA 的認證問世。這是難以想像的快速。他們究竟是怎麼做到的?順便一提,抗病毒藥物研發更是快速,從 2021 年底至 2022 年初,抗病毒藥物就研發完成並開始使用。

前面提到 2020 年 3 月美國川普總統啟動新冠疫苗研發計畫。他邀請了全美國十幾家生技藥廠,每家給 10 億美元去研發疫苗,如此大手筆前所未見。當時全球計約有三百家生技藥廠進入研發計畫,不過只有 30 家成功進入二期臨床試驗,最後也只有 11 家完成三期臨床試驗並獲得緊急使用授權。

結果如眾所周知,疫苗研發最後是 mRNA 大獲全勝,政府大力扶持、大廠及跨廠合作成為贏家,次單位棘蛋白疫苗因不良反應少而後勢看好,次世代疫苗對新變異流行株有較好的保護效果而成為明日之星。其中美國輝瑞與德國 BNT

合作的輝瑞 BNT 及美國的莫德納是全球使用量最多的疫苗。

英國的 AZ 一開始也佔有一席之地，不過隨著有效性降低而在第三劑已少有人使用。以傳統減毒及滅活技術製造的中國疫苗，科興與國藥也是在有效性上有問題：俄國的史普尼克可能也是遇到有效性的問題而少有普及，只有該國人民自己使用。另外，次單位棘蛋白疫苗由於不良反應較少，未來後市看好，包括美國的 Novavax 及我國的高端都是明日之星。

不過疫苗的保護只剩避免重症及死亡，而其注射後所產生的中和抗體已無法預防感染，預防新一波流行只能等次世代疫苗的問世。

當疫苗只剩預防重症及死亡，這也是前所未見的事，值得健康產業思考。如果氫分子之於人的健康只著重在日常預防，其價值不應被忽視，而一味認定氫分子須有治療疾病效果才有價值的人，或可從此有不同的思惟。

台灣也研發新冠疫苗。政府一開始也採滾動式分階段補助方式補助參與研發的廠商。一開始共有高端、聯亞及國光三家獲得補助。第一期試驗國光沒通過，第二期聯亞沒通過，因此只有高端獲得全額補助及保證採購。由於棘蛋白疫苗研發費時較長，研發出來了，大環境已經改變，已不適合再做第三期臨床試驗的有效性評估，審查專家只好採取免疫橋接方式來證明其有效性，並獲得台灣（TFDA）緊急授權使用

（EUA）。若無政府不算高的「高」額的補助、保證收購及美國 NIH 提供前端的研發成果，高端也很難在這場疫苗競技場上露臉。未做第三期的情況也受到專家的批判及廣大民眾的不信賴。

高端 2021 年底獲邀成為 WHO 唯二之團結疫苗第三期臨床試驗（STV）的廠商之一，由世界衛生組織幫忙篩選程度好的廠商，在共同使用安慰劑的前題下進行第三期臨床試驗，大家共用一套標準，多個中心同時進行。本來預計 2022 年 3 月解盲，不過到 5 月才有消息說所有的數據都已經分析完成，18,000 個案的資料都已經分析完成，可惜至今（10 月）仍未宣布解盲結果。

個人猜測由於病毒已經演變成以 Omicron 為主，因此想獲得理想的預防傳染效果不是容易的事，也就是中和抗體雖然高，但很難有預防 Ba.4 或 Ba.5 感染的效果出現，至於預防死亡的效果，可望獲得不錯的數據。但是，至今沒有公佈結果，有可能是 WHO 有難以克服的政治、經濟或科學上等難言之隱。（註：STV 團結疫苗第三期試驗一項多中心、多疫苗、多適應性、共享安慰劑、事件驅動、個體隨機分派的大型三期臨床試驗。）

由上可知疫苗的研發受到資金及技術的重大影響。美國、中國都是傾全國資源來開發，台灣雖也有補助，生技廠本來規模就小，補助也是小巫見大巫。另外，原來的生技產

業及其基礎包括技術、設備、人才、市場大小均足以影響生技的發展，大廠放棄虛榮而相互合作更是這回新冠生技成功的特色之一。

由於次單位棘蛋白疫苗研發的時間較長，因此喪失了第一時間供應疫苗的時機，同時也影響了第三期臨床試驗的進行。Novavax 資金雄厚故在美國還能進行第三期臨床試驗，GSK 和賽諾菲合作的疫苗也是資金雄厚，研發能力及市場均是一時之選，而非高端所能及。另外值得一提的是政治角力及大國經濟也是疫苗能不能在世界上發展順利的因素。WHO 之 STV 團結疫苗第三期臨床試驗解決了小廠資金不足及三期試驗的困難，但解盲時間一延再延，遲遲未公佈，是否受到政治的干擾？尚待觀察。

您覺得氫分子在對抗新冠肺炎上比較像是疫苗？還是抗病毒藥物？還是清冠一號？還是清涼茶飲？氫分子在新冠肺炎疫情中是否有角色？是扮演預防感染？還是預防重症？還是症狀治療？還是減少死亡？我認為氫分子無論在平時或有疫情的時候，它都應該是扮演促進健康的角色。

2022 年 7 月我動了割闌尾手術。我的闌尾炎半年內前後掛急診三次，但都被診斷為胃潰瘍，7 月初做斷層才確診闌尾炎並做手術。發作半年來不只沒破，也沒變成腹膜炎，切下來的組織經病理切片檢查也沒有發炎了，這個事件證明喝氫水不能讓我預防闌尾炎，因為我已喝了 6、7 年高品質氫

水，卻仍然發病。但是發作半年內屢被誤診，也沒有演變成腹膜炎，推測高質量氫水可以減輕發炎及改善症狀，避免惡化，才讓醫師無法單憑理學檢查及問診來正確診斷。至於氫水是否有促進健康的效果，我很難從我這個個案證明。只能說個人直覺上，喝了 6、7 年的高質量氫水，身體確實比以前更健康，許多亞健康狀況都逐漸好轉。

誰決定我們的健康？誰影響了你的健康？探討這個問題最常用這兩種模式來詮釋。一是三角模式，二是同心圓模式。在宿主、環境及病原的三角關係中最能解釋傳染病，新冠肺炎的病原就是新冠病毒；若從微觀來看，細胞內的自由基就是病原。在同心圓的關係中可以看出自己是影響健康最主要的人，接著才是家人和朋友，所以家人及酒肉朋友常有相似的病症；社會大眾代表著大環境，就像是佛教術語的「共業」。公共衛生就是利用家人、朋友、大眾的行為、活動來影響個人的健康。

在公共衛生預防醫學中有「三段五級」的疾病預防理論。初段預防包括健康促進及特殊保護；次段預防是指早期的診斷及治療；末段預防包括限制殘障及限制死亡。

我們預防疾病的手段或方法都可以在三段五級中找到其定位。舉例來說，疫苗本來是屬於初段預防中的特殊保護，不過在 Omicron 上，預防傳染方面效果不佳，但是有打完三劑疫苗者比沒打疫苗者預防死亡的效果約 7~9 倍。顯然疫苗

的預防功效因病毒演化而轉換成預防重症及死亡。

## ▍氫水和氫氣在預防疾病上會是什麼角色？

在此我們又得老生常談。氫分子早在上世紀已被證明無任何毒性。而在 2007 年日本太田成男在自然醫學雜誌發表的論文指出氫分子可以中和自由基，而且是選擇性的中和自由基，成為近乎完美的抗氧化劑。這是我們對於氫分子影響健康的科學依據，後來許多研究領域逐一去驗證氫分子在許多疾病上的功效，算是好事，但有些捨本逐末。

我們想從食物發展成為保健食品，又再發展成有認證的健康食品，再發展成為治療用的藥物，每一過程都得在毒性、功效及生體可用率上下不同程度的功夫。有無往下開發的決策端看其經濟價值是否值得，不同程度的評估及要求象徵著不同的昂貴開發成本，這也是為何疫苗和抗病毒藥物研發成本只有大型藥廠加上政府補助才得以迅速完成的原因。

氫分子是自然物質，不可能獲得專利，基本上是「無利可圖」，任憑氫分子如何有保健功效，也吸引不了大生技廠的青睞，也註定小企業有機會。而能獲得專利的只剩製造氫氣／氫水的設備的某些元件。

氫分子雖然已有抗自由基的理論基礎的支持，但是仍缺乏大規模使用後的驗證資料。大多數的臨床專家很快就將氫分子納入自己研究領域的疾病功效驗證，使得氫分子成為小

眾治病的輔助或替代方法。喝氫水及吸氫氣變成疾病患者而非消費大眾，大大縮減健康促進的表現，也減少氫產業的利基。如果我們擁有大規模喝氫水、吸氫氣的病例對照及長期追蹤的研究，從其結果我們才能決定未來的研究方向及氫產業是否值得發展。

　　進行一個攝取氫分子之大型病例對照及長期追蹤的研究計畫是迫切而必要的。目前台灣幾個氫相關廠商如仍各自獨立完成一些小型研究，將步全球兩百多家研發疫苗失敗的後塵，從新冠疫苗的研發經驗告訴我們小生技業君很難再單打獨鬥，他們必須合作進行共享的研究利益。執行該計畫需有公共衛生學者參與，加上幾個對氫有興趣的臨床專家共同主持，在全國找到數個醫學中心及醫院幫忙收案才得以完成。在沒有政府的補助及政策的支持下，產業合作應該可以節省許多研發資金，研究結果如是正面而明顯，氫分子的促進健康及特殊保護勢必廣獲民眾的採用，市場將比我們目前所見的快篩試劑更大更長久。若效果不佳，廠商也不用再浪費投資。

　　我們想要讓氫分子的設備從個人的嗜好變成公共衛生的工具，甚至成為保護人民健康的政策，必須考慮到他的效益是否足夠，而他的有效性需要足夠信賴的科學驗證，至於是否符合經濟法則？取得是否方便？以及大眾使用的方式是否可行？都會影響。從個人使用發展成為公共衛生手段及政府

是否將它列入政策的重要依據。

　　在以上的考量下，個人在此斗膽倡議我們台灣應將氫分子相關設備推廣為健康促進及特殊保護的工具。首先，要拿出真正具有信度及效度的研究資料，而這個研究尚未出現。我倡議：我們可以比照世衛組織（WHO）執行的 STV 團結疫苗第三期臨床試驗的模式，聯合台灣有意願的廠商共同進行研究，大家的設備雖不同，但有相同的測量標準，大家共用安慰劑對照組，用同樣的一套問卷，多個研究中心同時收集一萬個以上的個案隨機分配並取得資料，長期觀察追蹤至少 3 年。我們就可以發現有相當強度的健康促進及特殊保護的依變項資料，到底日常喝氫水、吸氫氣的實驗組其健康有多少是氫分子的貢獻。一個好的研究的發表才能獲得公共衛生學界的認可，也才有機會被公衛學者繼續發展相關研究成為具可行性及可近性的健康政策建議。

　　因此個人在此呼籲我們廠商可在氫分子醫學促進協會及台灣氫水品質檢測協會公正無私的聯手經營下，來發展台灣的第一篇具有促進健康／特殊保護效度價值的論文研究，這也將是我們真正的開大門走大路的第一步。

　　我的健康光譜傾向是「氫墨綠」，我的墨綠是健康的黑咖啡和綠茶。氫分子的未來將會像黑咖啡和綠茶一般，與全體人類的生活密不可分，而健康很自然地就在生活中。

第 5 章

氫氣於肺癌與肺部相關疾病
之臨床運用

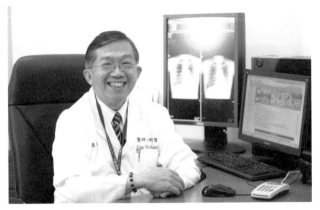

# 黃明賢 教授

臺灣氫分子醫療促進協會 副理事長
義大癌治療醫院內科 副院長
義大癌治療醫院內科部 部長
高雄醫學院醫學系畢業
台北榮民總醫院內科 住院醫師
日本東京醫科大學大學院博士班畢業
美國 Mayo Clinic 研究員
美國阿肯色大學 研究員
高雄醫學大學 內科學教授
高雄醫學大學醫學社會學系、呼吸照護學系 主任
高雄醫學大學附設醫院內科部 主任、副院長、代理院長
高雄醫學大學附設醫院老年醫學科 主任

根據世界衛生組織的統計，全球每年約有 150 萬人死於肺癌。過去幾十年來全世界的癌症中，肺癌的罹患率和死亡率是增加最快的癌症。我國從自民國 71 年起，癌症即成為台灣十大死因之首。

　　依衛生福利部資料，近年來我國癌症死因的第一位是肺癌，前十大癌症死因以性別觀察，男、女性之第一位癌症死因都是肺癌。肺癌是一種生長於支氣管或肺泡的惡性腫瘤，肺癌高居國人癌症死因首位，每年約 1 萬人死於肺癌，在許多歐美先進國家，肺癌也是死亡率最高的癌症。我國每年新增肺癌個案約有 1 萬 6 千多人，而且每年尚在增加之中。

　　雖然肺癌主要成因尚未完全了解，其中抽菸仍是影響最大的危險因子之一，然而目前我國肺癌病例有一半以上的肺癌患者是從不吸菸，其他成因包括環境因素（如二手菸、空氣污染、油煙、氡氣、石綿、砷）、肺部疾病史（結核病、慢性阻塞性肺病病史或肺癌家族史）等，也被認為會增加得到肺癌的機會，提醒民眾應注意自身肺部健康。

　　雖然早期診斷早期治療是目前公認治癒癌症最佳的方法，但是可惜的是，肺癌在確診時，四分之三以上病例為無法開刀之末期肺癌，只能靠化學藥物治療或標靶藥物治療、或免疫療法、放射線治療。目前低劑量胸腔電腦斷層肺癌篩檢是被認為是最佳的早期肺癌的診斷方法之一，手術切除，癌細胞之基因檢測，化學、標靶、免疫藥物治療及放射線治

療等個人化治療，這些都是診斷、治療肺癌的主要方法。我國有很好的健保制度，希望不幸罹患肺癌的病患都能夠勇敢面對疾病，積極接受治療。

## ▍肺癌

肺癌最常見的症狀有咳嗽（包括咳血）、體重減輕、呼吸困難和胸痛，早期肺癌大多數是無症狀的，所以早期肺癌之診斷是困難，要靠民眾之定期肺部健康檢查。肺癌可分為非小細胞肺癌（NSCLC）和小細胞肺癌（SCLC）兩大類，非小細胞肺癌又可以分為肺腺癌、鱗狀細胞肺癌、大細胞肺癌等等。目前我國肺癌中最常見的是肺腺癌，末期肺腺癌患者治療時需要先進行基因檢測，基因突變陽性以表皮生長因子接受器（Epidermal Growth Factor Receptor, EGFR）約佔了六成以上，但仍有少部分（約5%）比例為間變性淋巴瘤激酶（Anaplastic Lymphoma Kinase, ALK）基因突變陽性，根據文獻統計標靶藥物治療的效果與副作用明顯優於傳統化學治療。

目前台灣衛生福利部核准之表皮生長因子接受器（EGFR）標靶藥物有：第一代（Gefitinib, Erlotinib），第二代（Afatinib, Dacomitinib）及第三代（Osimertinib）。間變性淋巴瘤激酶（ALK）標靶藥物也有：第一代（Crizotinib），第二代（Ceritinib, Alectinib, Brigatinib）及

第三代（Lorlatinib）。這類 EGFR 標靶藥物約有七成的有效率，且無惡化存活期可達 10 至 13 個月，平均存活期由僅接受化學治療的 10 至 12 個月，延長至 24 到 30 個月，這是肺癌治療相當大的進步。但是這類標靶藥物主要的副作用除了腹瀉以外最常見為皮疹、痤瘡、甲溝炎，皮膚發生了一連串的發炎（紅、腫、熱痛）而且很多病患又會加上有細菌感染。

雖然這些皮膚的副作用一般都輕微，使用藥物或藥膏處理即可。但是仍然是每天困擾著必需每天服用標靶藥物治療的肺腺癌病患之生活品質，甚至有些肺癌病患因為無法忍受標靶藥物的嚴重的副作用，而減低藥物劑量，甚而到停止或放棄標靶藥物治療，所以如何改善病患生活品質仍是臨床上重要的課題。

## 氫氣

氫是一種無色、無臭、無味、不具毒性，是最基本的化學元素和原料。以化學符號「H」來表示，原子序為 1，由原子核的一個質子和外圍一個電子組成，宇宙中存在最多的元素有 90% 以上是氫氣，也是最小、最安全、最輕、最多的元素。在標準溫度和壓力之下，氫形成雙原子分子（$H_2$）。具有超強氧化能力的 $OH^-$ 羥自由基（體內毒性最強的廢棄物）還原成水：$2OH^- + H_2 \rightarrow 2H_2O$，對人體無害，排出體外成為尿液。人體的重要元素有 63% 是氫，因此氫對於維持人

體的生命健康是不可或缺。氫氣從大多數研究基於動物模型的成果，提供了現代醫學依據氫氣的臨床應用。在臨床醫學中使用氫氣（$H_2$）之基本原理是依據氫氣是一種很強的抗氧化劑和氫氣的抗發炎之特性。氫氣可以和羥自由基（$OH^-$）反應，發揮保護以降低氧化損傷的作用，可選擇性的中和活性氧（reactive oxygen species, ROS），轉化為水，經多年實驗證實對人體無害且不殘留體內。

氫氣是具有更穩定、高效的抗氧化劑，對於氧化損傷、炎症反應、細胞凋亡與血管異常增生具有良好的正面影響。根據它們的反應性和定位，活性氧（ROS）是參與在生理和病理過程，其中氧化壓力（Oxidative Stress, OS）是參與炎症的發生和發展重要之要素。大量文獻已經證實了氧化壓力和炎症反應之間的相互聯繫，氫氣被證實會抑制影響活性氧及氧化壓力。進而抑制發炎反應，抑制人體一連串的發炎現象，甚而可能可以抑制了癌症的發生及進展。（如圖示）

根據研究報告氫極為細小且具有強大穿透性，可以容易進入細胞內，如細胞核和粒線體等任何細胞部位，因為氫氣可以快速到達其他抗氧化物質難以達到的部位，而達到理想的抗氧化作用，這是氫氣（Hydrogen gas）可以用於治療疾病的一個重要特徵。另外氫氣可以跨越血腦屏障，這有利於該氫氣用於中樞神經系統疾病的治療，氫氣可以選擇性中和細胞毒性自由基（$OH^-$、亞硝基 $NO^-$），對抗腦缺血所引起

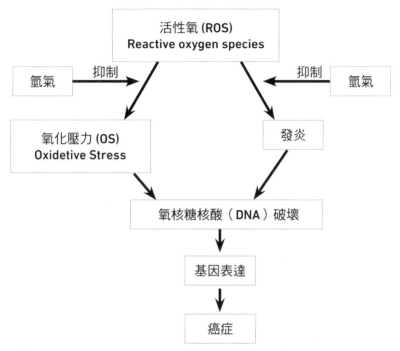

資料來源：從 Luc Rochette et al. Cancers 2021, 13, 893. 文獻之圖修改。

的氧化損傷。亦有研究報告將氫氣作為治療性抗氧化劑，在多個動物實驗中吸入氫氣對改善腦梗塞是有效的。

　　在人體研究中，氫氣可以恢復晚期結直腸癌患者的CD8[+] T細胞，從而改善預後。目前亦有許多研究正在進行中。這些結果表明氫氣的廣泛和普遍應用的潛力。

　　依發炎的病理變化，會使細胞介素（cytokine）分泌增多，引起發炎血球之增加浸潤，是屬於發炎性反應，會製

造出過氧化物與自由基，而其來源可能就是來自氧化壓力（oxidative stress）所造成的損傷。根據文獻的研究，也發現硝酸鹽（NO3⁻）與亞硝酸鹽（NO2⁻）在血管發炎扮演重要的角色，氫氣可以和羥自由基（OH⁻）反應，發揮保護以降低氧化損傷的作用，可選擇性的中和活性氧（reactive oxygen species, ROS），轉化為水，經多年實驗證實對人體無害且不殘留體內。

而且氫氣是具有更穩定、高效的抗氧化劑，對於氧化損傷、炎症反應、細胞凋亡與血管異常增生具有良好的正面影響。在這樣的機轉下，氫氣療法也已運用於許多肺部急性或慢性發炎的研究。目前研究已知氫氣療法可同樣藉由減少氧化壓力而減輕輻射引起的肺損傷及改善呼吸器引起的肺損傷（ventilator-induced lung injury）。甚至有研究提出早期氫氣療法可做為 COVID-19 病患之輔助治療，因為氫氣療法可能會減輕細胞因子風暴造成的破壞，減少肺損傷，促進粘稠的痰液引流，從而降低危重病人發生率。

越來越多的證據表明氫氣（$H_2$）是一種多功能的治療劑，即使在非常低的不可燃濃度下也是如此。最近推薦在治療 COVID-19 相關性肺炎的同時使用吸入 $H_2$ 和 $O_2$ 療法，也證明了有氫氣吸入的輔助治療效果。另外氫氣的抗癌機轉作用也被運用擴展到抗腫瘤、抗發炎和抗氧化作用。臨床前研究和最近的臨床研究的主要發現 $H_2$ 是一種易於給藥、價格

低廉且耐受性良好的藥物，對於急診醫學中的各種病症以及保存捐贈器官都非常有效。

有關氫氣在醫學研究、應用在臨床醫療也正在各國進行也有研究成果發表。因為越來越多的文獻證實，吸入氫氧氣具有多種的生物活性，主要為抗發炎及抗活性氧（ROS）。證據也顯示氫氣似乎可以緩解傳統化療所引起的副作用，或者在試管或活體動物實驗抑制腫瘤細胞和異種移植腫瘤的生長。暗示氫氣可能具有廣泛的臨床輔助治療及應用前景。總之氫氣具有預防和治療作用。氫氣降低氧化而反應，發揮抗發炎作用，並作為細胞凋亡的調節劑。增加直接效果在清除羥自由基，氫氣的生物效應歸因於信號的調製及基因表達的轉導和改變。

氫氣中的許多細胞機制治療仍然不明，當然是因為這種氣體與推定的分子發生反應。此外線粒體能量代謝與分佈的關係氫氣尚未完全建立，使用氫氣的最大優點是它的能力穿透生物膜和與氫氣使用相關的副作用很輕微。綜合上述，氫氣可能代表新的治療方法癌症治療策略。

2年前我們首先在義大癌治療醫院為了探討「吸入性氫氣（Hydrogen gas）對肺腺癌病患服用標靶藥物的影響」，經過義大人體試驗委員會審查同意之下，進行了臨床人體試驗。

## 試驗目的

本研究希望探討在經過吸入性氫氣輔助之下，針對肺腺癌標靶藥物引起皮膚發炎的副作用變化評估。

## 方法

針對肺腺癌末期（第三期 b 或第四期）病患每天接受規則服用病患規則服用肺腺癌標靶藥物，包括艾瑞莎（Gefitinib）、得舒緩（Erlotinib）、妥復克（Afatinib）、泰格莎（Osimertinib）等四種藥物治療，並接受臨床常規照護及皮膚保養衛教之外，並接受早、中、晚各一個小時氫氣輔助吸入，鼻管吸氫氣（出氣量：70~75 公升 / 小時），每天至少 3 小時，共連續接受氫氣吸入 14 天以上。

試驗納入病患依照常規臨床檢查，納入前先抽常規生化檢驗項及發炎相關血液檢查（白血球、肝腎功能、紅血球沉降率（ESR），並且觀察評估顏面皮膚及上下肢指甲之變化（例如皮疹、痤瘡、甲溝炎）。兩週後回門診時觀察評估比較顏面皮膚及上下肢指甲之變化（例如皮疹、痤瘡、甲溝炎）及臨床症狀、生活品質評估。兩者分析比較。

## 結果

本試驗共收案 27 位肺腺癌末期（第三期 b 或第四期）病例，病患每天接受規則服用病患規則服用肺腺癌標靶藥物

治療，每天吸入氫氧氣輔助至少 3 小時，共連續接受氫氧氣吸入 14 天。

27 位肺腺癌之中有男性 12 位，女性 15 位。

全部是肺腺癌第四期病患。

平均年齡為 65.6±0.8 歲，男性之中抽菸有 10 位，女性抽菸 1 位。

生化檢驗項及發炎相關血液檢查（白血球、肝腎功能、紅血球沉降率（ESR）結果：白血球及肝腎功能及 ESR 之結果吸入氫氣前後呈現沒有意義之變化。

皮疹變化呈現有意義之改善。

痤瘡變化呈現有意義之改善。

甲溝炎變化呈現有意義之改善。

無發生嚴重副作用變化病例。只有一位病人有鼻腔流血，休息一天後消失，病人再次吸入氫氣後也無流鼻血症狀，並且完成全程試驗。

## 討論

只有一位病人發生流鼻血，休息一天後消失，此病患所使用之標靶藥物是妥復克（Afatinib）比較有皮膚及鼻腔粘膜之毒性變化發生，而且此病患再次吸入氫氣後也無流鼻血症狀，並且完成全程試驗。判定流鼻血是與氫氧氣吸入無關。

**結論**

　　吸入性氫氣輔助之下，針對肺腺癌病患之白血球、肝、腎機能沒有傷害。

　　吸入性氫氣輔助之下，針對肺腺癌病患服用標靶藥物引起皮膚及指甲發炎的毒性副作用可以提供有意義之改善。但後續仍需要大量病患之使用結果後再次分析討論。

## ▎下呼吸道發炎病變疾病

　　下呼吸道發炎病變疾病（包括急性的社區型肺炎及慢性發炎的氣喘、慢性阻塞性肺病及特發性肺部纖維化）的病患進行吸入氫氧氣（hydrogen/oxygen gas）輔助性治療方法，並且對於病患之輔助性治療之效果及副作用加以評估。

　　因此，本研究計畫希望利用氫氣高效的抗氧化劑，對於氧化損傷、炎症反應、細胞凋亡與血管異常增生具有很好的抗發炎、抗自由基、降低氧化損傷的機轉基礎作用，做為整合型研究之平台及根據來計對下呼吸道發炎病變疾病（包括急性社的區型肺炎及慢性發炎的氣喘、慢性阻塞性肺病及特發性肺部纖維化）的病患進行吸入氫氧氣（hydrogen/oxygen gas）輔助性治療方法，並且對於病患之輔助性治療之效果及副作用加以評估。這是全國首先研究下呼吸道發炎病變疾病使用氫氣吸入輔助治療之研究，將可以在國際知名雜誌發表成果，以提升義大醫療體系的研究能量及競爭力。三個子計畫：

## 第一子計畫探討氫氣（Hydrogen gas）吸入對社區型肺炎病患之輔助治療效果及其對微菌叢之影響與相關機轉之研究

肺炎（pneumonia）一直是我國健康重要的議題，肺炎是常見的下呼吸道感染，肺炎為病患（包括兒童、免疫不全病宿主）下呼吸道肺部實質等處，受到病原菌（包括細菌、病毒、黴菌、真菌、結核菌等）感染之肺部發炎，也是國人十大死因之一，肺炎由民國 100 年的第五位，上升到民國 109 年的第三位。

雖然，醫療科技日新月異，診斷方法和抗生素的進步，疾病預防與疫情監控更加縝密，但是各地區的細菌流行及抗藥性情形不盡相同，不同環境的肺炎即使相同的細菌，其抗藥性的表現也可能不一樣。加上流感或近年所發生新興的呼吸道感染（如 SARS, MERS, H1N1, COVID-19 等），疫苗注射的發展，健康照護制度醫療機構的特殊性，人口結構老化等因素，肺炎的診斷、治療、和預防仍是一項挑戰。肺炎是指肺部出現發炎的症狀，主要是下呼吸道肺泡受到影響。肺炎的進程通常始於上呼吸道感染反應，之後才轉移感染下呼吸道。

肺炎的症狀除了肺組織發炎之外，也會造成肺臟實質變化，即肺泡中充滿液體，進而阻擋血液氧合作用的現象。肺炎常見的症狀包括有痰的咳嗽、胸痛、發熱及呼吸困難。症狀可能由輕微到嚴重不一。特別高齡的長者或新生兒可能會

出現不典型的症狀。通常在治療開始後三天會逐漸好轉；然而，患者在未來一個月以上可能會感到疲倦。

肺炎通常是受到病毒或細菌感染而引發的，偶爾會由其他微生物感染引起。另外，藥品影響或者是自體免疫性疾病也會造成肺炎。危險因子包括諸如囊腫性纖維化、慢性阻塞性肺病的肺部疾病，以及氣喘、糖尿病、心臟衰竭、具吸菸史，還有使咳嗽能力貧弱的中風、免疫抑制。肺炎往往是根據症狀以及理學檢查來判斷。胸部 X 光、血液測試，痰液微生物培養都能幫助確認診斷。

肺炎的診斷一般會配合身體症狀及胸部 X 光進行。不過也有可能不容易確知其潛在的病因，因為沒有一個可以明確區分細菌性肺炎及非細菌性肺炎的標準。這個疾病可以依照感染的地點分類為社區型（community acquired pneumonia）、醫院型（hospital acquired pneumonia）、或醫護相關（health care unit acquired pneumonia）的肺炎。

社區性肺炎是在一般社區感染，社區型肺炎在各國的感染症死因排名中都名列前茅。肺炎鏈球菌（Streptococcus pneumoniae）引起 95％的社區型肺炎病例。儘管肺炎鏈球菌仍是社區型肺炎最常見的致病菌，但其發生頻率有逐年下降趨勢。其他導致社區型肺炎致病菌，包括流感嗜血桿菌（Haemophilus influenzae）、金黃色葡萄球菌（Staphylococcus aureus）、卡他莫拉菌（Moraxella catarrhalis）、綠膿桿菌

（Pseudomonas aeruginosa）和其他革蘭氏陰性桿菌。剩下的15%則由所謂的非典型致病體造成，包括肺炎分枝桿菌、肺炎衣原體（Chlamydia pneumonia）、和退伍軍人菌屬。

年輕病人的肺炎，除常見肺炎鏈球菌外，須考慮肺炎黴漿菌。社區型肺炎症狀依其病原菌不同，臨床表徵亦不同。典型社區型肺炎多由肺炎鏈球菌、流感嗜血桿菌引起，症狀通常較為急性，包括發燒、畏寒、咳嗽合併痰液，另也可能出現單側肋膜性胸痛與呼吸困難等症狀。

相對非典型社區型肺炎症狀則依病菌不同可能呈現急性或慢性表現，且易合併其他肺外症狀；如退伍軍人菌引起的肺炎，患者可出現頭痛、意識改變、腹瀉和低鈉血症等症狀；黴漿菌肺炎可能出現上呼吸道症狀（中耳炎、咽炎）、皮膚病變（如 Steven-Johnson like syndrome）和溶血性貧血等。過去有許多研究證實，基於臨床症狀區分不同病原菌較不準確，治療上仍需考慮同時治療典型與非典型病原菌。

本研究也將探討口腔/肺部相關來源細菌（唾液、痰液）與腸道菌相（腸道內細菌的種類與數目，糞便檢體），在肺部發炎疾病上所扮演的角色、關聯性、致病因素與是否造成疾病惡化，以找尋新的治療或預防策略，來改善調整國人肺部發炎疾病，降低相關肺炎疾病的發生率與死亡率。

## 第二子計畫探討氫氣（Hydrogen gas）吸入對慢性阻塞性肺病急性惡化病患之輔助治療效果及其對微菌叢之影響與相關機轉之研究

慢性阻塞性肺病（Chronic Obstructive Pulmonary Disease, COPD，簡稱：肺阻塞），是一種以持續呼氣氣流受阻為特徵的不完全可逆常見呼吸道疾病，具漸進性且伴有慢性呼吸道發炎反應。香菸的風行及全球人口老化皆是肺阻塞致死率上昇的主因。

由我國行政院衛生福利部 2020 年統計資料顯示慢性下呼吸道疾病居十大死因之第八位。全球疾病負擔研究（global burden of disease study）顯示肺阻塞在 1990 年居死因第六位，到了 2020 年已攀升至第三位。一項台灣健保資料庫研究顯示肺阻塞病人急性惡化住院的死亡率為 4%，年齡越大及共病症越多的病人住院死亡率較高，而病人出院後一年的死亡率高達 22%。

另一項台灣健保資料庫研究顯示，肺阻塞的病人入住加護病房的人數，從 2003 年的 12,384 人增加到 2013 年的 13,308 人，而加護病房的住院天數則從 21.58 天增加到 23.14 天，住院死亡率也從 14.97% 增加到 30.98%。

依據世界 COPD GOLD guideline 2021 年，吸入型支氣管擴張劑是穩定期肺阻塞症狀治療的主要藥物，包含乙二型交感神經刺激劑（beta2-agonists）與抗膽鹼藥物

（anticholinergics）。這兩種藥物可以單獨或合併給予，或合併吸入性類固醇（ICS）使用。主要依據病人的疾病嚴重程度（包含症狀及急性惡化病史）來給予適當藥物治療。

　　病人在接受吸入型藥物治療，應指導病人正確的吸入技巧，才能得到有效的治療。吸入器的選擇目前有定量噴霧吸入器（metered-dose inhaler, MDI）、乾粉吸入器（dry powder inhalers, DPI）、霧化液吸入器（soft mist inhaler, SMI）及小容積噴霧器（small volume nebulizer, SVN）。長效型支氣管擴張劑，包含了乙二型交感神經刺激劑（LABA）與抗膽鹼藥物（LAMA），相較於短效型支氣管擴張劑（包含了 short-acting beta2-agonists, SABA 與 short-acting muscarinic antagonists, SAMA），較建議做為穩定期肺阻塞症狀治療的首選維持藥。

　　本研究將探討氫氣吸入是否能夠降低慢性阻塞性肺病急性惡化病患呼吸道發炎程度及降低全身血液發炎指標濃度，進而改善病患呼吸困難與活動能力受限的狀況。了解氫氣治療在慢性阻塞性肺病上所扮演的角色與降低發炎反應之效果，以找尋慢性阻塞性肺病急性惡化新的輔助治療策略，來改善病患呼吸困難與活動能力受限的狀況，降低慢性阻塞性肺病的症狀、急性發作頻率與死亡率。

## 第三子計畫探討氫氣（Hydrogen gas）吸入對特發性肺纖維化病患之輔助治療效果及其對微菌叢之影響與相關機轉之研究

特發性肺纖維化的起因仍未明，但風險因素可能包括吸菸、肺部損傷、家族過往患病歷史、異常胃酸倒流、環境曝露和慢性病毒感染。雖然特發性肺纖維化的發病機制尚不清楚，關於特發性肺纖維化（IPF）的病理生理學的幾種理論已經被提出。發炎反應被認為是 IPF 形成最初的主要角色，而後上皮細胞缺損，肺泡塌陷，修復時產生纖維化。

肺纖維化的組織型態也顯示是膠原沉積（collagen deposition）和被改變的細胞外基質（extracellular matrix）經過不可逆積累，形成瘢痕組織（scarred tissue）。當擴及大量肺泡時，便顯著重塑肺結構，使遠端氣道和薄壁組織硬化。IPF 的發病可能是發炎反應、組織損傷、修復持續交錯進行的結果。因此，肺纖維化可能是由許多不同的細胞類型引起，包括上皮細胞（epithelial cell）、纖維母細胞（fibroblasts）、肌成纖維細胞（myofibroblasts）、和肺內免疫細胞。

特發性肺纖維化主要症狀有：進行性呼吸困難，常伴有乾咳，隨著時間的推移逐漸惡化。若有續發性感染，則出現膿痰或血痰。由纖維化引起的肺功能障礙可誘發其他症狀，如吸氣劈啪聲（inspiratory crackles）、胸部不適、杵狀指、虛弱和食慾不振。最終，末期呼吸衰竭和右心衰竭。約 15%

的急性病患曾經過反覆上呼吸道感染就診而發現，進行性的呼吸困難日漸加重，大多於 6 個月內死於呼吸衰竭。但絕大部分特發性肺纖維化為慢性，也可能介於中間的亞急性，雖稱慢性，平均生存時間也只有 3 年左右。慢性 IPF 似乎並非急性 IPF 轉變而來，急慢性間真實相關性尚不了解。

IPF 的主要病理學特性包括肺泡間質和肺泡不同程度的纖維化和發炎反應。雖然發炎反應在 IPF 疾病發生和進展的角色仍不清楚，但有證據顯示 IPF 與發炎反應和先天性和適應性免疫反應改變有關。研究顯示：在纖維化肺中，促炎細胞因子 IL-1 $\beta$ 的分泌與纖維化的進展有關。主要是透過增強發炎介質白細胞介素 -6（IL-6）和腫瘤壞死因子 - $\alpha$（TNF-$\alpha$）的表現，破壞肺泡結構並增加肺纖維細胞和膠原沉積。

研究顯示促纖維化的細胞激素（TGF-$\beta$1）和血小板衍生生長因子（Platelet-derived growth factor, PDGF），也可以被 BAL 液中的 IL-1 刺激而釋放 IL-1 $\beta$，也被證明可以增加嗜中性白血球（neutrophil）和巨噬細胞浸潤到肺部，並提高基質的金屬蛋白酶（matrix metalloproteinases MMP）MMP-9/12 和趨化因子配體（chemokine ligands〔C-X-C motif〕CXCL1/2 的表現。

在 IPF 患者肺部的發炎細胞已證實會產生高表現的活性氧（reactive oxygen species, ROS），而活性氧被認為會導致 IPF 組織損傷。線粒體衍生的 ROS 也可以驅動促炎細胞因子

的產生，包括 IL-1$\beta$ 的表現。ROS 的產生已被證明受 TGF-1$\beta$ 的調節並進一步媒介下游細胞事件，如 IL-6 表現。在這種纖維化和炎症介質共同作用下，急性肺損傷很容易升級為慢性纖維化反應；因此，控制急性炎症活性對於減緩走向慢性進行性纖維化狀態是有益的。

　　上述的三個子計畫 2022 年開始正在義大醫療體系進行研究中，希望能盡快在完成研究結果後再向各位報告研究成果。感謝各位讀者的閱讀，希望能夠讓大家更能了解吸入氫氣對肺部下呼吸道疾病發炎改善的原理及評估效果。

第 6 章

吸入性氫氣在慢性阻塞性
肺病患者輔助治療的角色

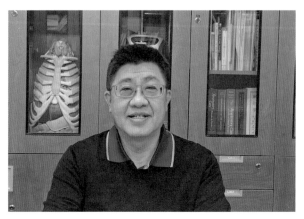

劉世豐

臺灣氫分子醫療促進協會 常務理事
中國醫藥學院醫學系畢業
重症醫學 專科醫師
內外科專業護理師指導者醫護聯
超音波專業醫師證書
台灣胸腔暨重症加護醫學會 專科指導醫師
中華民國重症 專科醫師
台灣胸腔暨重症重症 專科醫師
台灣內科 專科醫師
高雄長庚醫院胸腔科 主治醫師
高雄長庚醫院胸腔科 研究員
高雄長庚醫院內科 住院醫師
現任高雄長庚醫院呼吸治療科 主任
現任高雄長庚醫院胸腔科 副教授級主治醫師
現任長庚大學醫學系 副教授

我以一個胸腔科專科醫師理性來看這件事，請慢慢看看我的分析及想法。

## 概述慢性阻塞性肺病（肺阻塞；COPD）

肺阻塞是不可逆的呼吸道阻塞疾病，其機轉為吸入香菸或其他有害微粒或氣體引發肺臟及呼吸道產生慢性發炎反應，肺實質受到慢性發炎破壞而使得肺泡失去對小呼吸道的固著能力及肺部喪失回彈力。

最常見的呼吸道症狀包括呼吸困難、咳嗽和/或咳痰[1]，患者可能低估了這些症狀。在大多數患者中，COPD 常伴隨慢性疾病有關，這會增加其發病率和死亡率，並帶來巨大且不斷增加的經濟和社會負擔[2,3]。依據目前的定義要診斷肺阻塞需有肺量計檢查顯示吸入支氣管擴張劑之後用力呼氣一秒量/用力呼氣肺活量（FEV1/FVC）（註）小於 0.7，代表病人有呼氣氣流受阻之情況[1]。

## ┃ 肺阻塞的病生理機轉

### 發病機制

在慢性阻塞性肺病患者的呼吸道中觀察到的炎症似乎是呼吸道對香菸煙霧等慢性刺激物的正常炎症反應的改變。這種放大炎症的機制尚不清楚，但至少部分可能是由基因決定的。

儘管一些患者在不吸菸的情況下發展為 COPD，但這些患者炎症反應的性質尚不清楚。肺中的氧化應激和過多的蛋白酶可能會進一步改變肺部炎症。總之，這些機制可能導致 COPD 的特徵性病理變化。戒菸後肺部炎症通過未知機制持續存在，儘管自身抗原和肺部微生物組中的擾動可能發揮作用 [4,5]，伴隨的慢性疾病可能會發生類似的機制。

## 病理

　　COPD 的病理變化特徵，見於氣道、肺實質和肺血管系統 [6]。在 COPD 中觀察到的病理變化包括慢性炎症，肺部不同部位的特定炎症細胞類型數量增加，以及反復發作引起的結構變化，受傷和修復。

　　一般來說，氣道的炎症和結構變化隨著疾病的嚴重程度而增加，並在戒菸後持續存在。大多數病理學數據來自對吸菸者的研究，當其他因素起作用時，不一定能假設氣道和實質疾病的相同平衡。可能存在全身性炎症，並且可能在 COPD 患者的多種合併症中發揮作用 [7]。

## Oxidative stress

　　Oxidative stress 可能是 COPD 的一個重要放大機制 [7,8]。117,120 COPD 患者呼出的冷凝液（exhaled breath condensate）、痰液和體循環中的 Oxidative stress 生物標誌物（如 hydrogen peroxide, 8-isoprostane）增加。在惡化期間，Oxidative stress 進一步增加。氧化劑既由香菸煙霧和其他吸入顆粒產生，又由活化的炎症細胞（如巨噬細胞和中性粒細胞）釋放。由於調節許多抗氧化基因的轉錄因子 Nrf2 水平降低，COPD 患者的內源性抗氧化劑也可能減少[9, 10]。

## ▎肺阻塞的評估

COPD 評估的目標是確定氣流受限的程度、其對患者健康狀況的影響以及未來事件的風險（例如惡化、住院或死亡），以便最終指導治療[11]。

為了實現這些目標，COPD 評估必須分別考慮疾病的以下方面：

- 肺功能異常的存在和嚴重程度
- 患者症狀的當前性質和嚴重程度
- 中度和重度惡化史和未來風險
- 存在合併症

## ▎慢性阻塞性肺病目前的治療指引

### 戒菸

藥物療法和尼古丁替代品可靠地提高了長期戒菸率。由醫療保健專業人員提供的立法禁煙和諮詢可以提高戒菸率。

## 藥物治療

藥物治療可以減輕 COPD 症狀，降低惡化的頻率和嚴重程度，改善健康狀況和運動耐量。最近的數據表明對死亡率的有益影響。

每種藥物治療方案都應個體化，並根據症狀的嚴重程度、惡化的風險、副作用、合併症、藥物可獲得性和成本以及患者的反應、偏好和使用各種給藥裝置的能力來指導。另也需要定期評估吸入器技術。

## 流感疫苗接種及肺炎球菌疫苗

流感疫苗接種及肺炎球菌疫苗可降低下呼吸道感染的發生率。

## 肺復原

肺復原可以改善症狀、生活質量以及日常活動中的身體和情緒參與。

## 氧療

對於患有嚴重靜息慢性低氧血症的患者，長期氧療可以提高生存率。對於穩定期 COPD 和靜息或運動引起的中度去氧飽和度患者，不應常規進行長期氧療。然而，在評估患者對補充氧氣的需求時，必須考慮個體患者因素。

## 非侵襲性呼吸器

對於有嚴重慢性高碳酸血症和因急性呼吸衰竭住院史的患者，長期可降低死亡率並防止再次住院。

## 手術或支氣管鏡介入治療

對於優化醫療治療無效的晚期肺氣腫患者，手術或支氣管鏡介入治療可能是有益的。

## 氫氣的特性〔12-24〕

氫是一種無色、無臭、無味、不具毒性，是最基本的化學元素和原料，宇宙中存在最多的元素有 90% 以上是氫氣，也是最小、最安全、最輕、最多的元素。

在標準溫度和壓力之下，氫形成雙原子分子（$H_2$），可將 $OH^-$ 自由基（體內毒性最強的廢棄物）還原成水，排出體外成為尿液，減少自由基對人體的傷害。人體的重要元素有63% 是氫，因此氫對於維持人體的生命健康是不可或缺。

根據研究報告氫極為細小且具有強大穿透性，容易進入細胞內快速到達其他抗氧化物質難以達到的部位，而達到理想的抗氧化作用，這是氫氣可以用於治療疾病的一個重要特徵。經多年臨床相關研究證實對人體無害且不殘留體內。氫氣是更穩定、高效的抗氧化劑，對於氧化損傷、炎症反應、細胞凋亡與血管異常增生具有良好的正面影響。

**吸入氫氣可預防香菸煙霧引起的小鼠慢性阻塞性肺病發展**

氫氣改善了 CS 誘導的肺功能下降、肺氣腫、炎性細胞浸潤、小氣道重塑、氣管上皮杯狀細胞增生和激活小鼠肺中的 ERK1/2 和 NF-κB。在 16HBE 氣道細胞中，$H_2O_2$ 與 ERK1/2 和 NF-κB 活化一起增加了 IL-6 和 IL-8 的分泌。氫氣處理減少了這些變化[25]。

**在香菸煙霧誘導的大鼠模型中，氫氣共同給藥減緩了 COPD 樣肺病的發展**

氫氣吸入顯著降低了支氣管肺泡灌洗液中炎性細胞的數量，以及 tumor necrosis factor alpha, IL-6, IL-17, IL-23, matrix metalloproteinase-12, caspase-3, and caspase-8，但增加了 metalloproteinase-1 表達的組織抑製劑。此外，氫氣吸入改善了肺病理學、肺功能和心血管功能，並降低了右心室肥大指數。吸入 22% 和 41.6% 的氫氣比吸入 2% 的氫氣顯示出更好的結果。

這些結果表明，在香菸煙霧誘導的大鼠模型中，吸入氫氣可以減緩 COPD 樣肺病的發展。較高濃度的氫可能代表大鼠模型更有效的方法[26]。

## 富氫純水可預防 SMP30 基因敲除小鼠因香菸煙霧引起的肺氣腫

施用富含氫氣的水可減輕 senescence marker protein 30 knockout（SMP30-KO）小鼠中香菸煙霧引起的肺損傷，並降低肺的平均線性截距和破壞指數。此外，與暴露於香菸煙霧的氫氣未處理的小鼠相比，富含氫氣的水顯著恢復了暴露於香菸煙霧的小鼠的靜態肺順應性。此外，用富含氫氣的水處理降低了在香菸煙霧暴露的小鼠中氧化 DNA 損傷標誌物（如 phosphorylated histone H2AX and 8-hydroxy-2'-deoxyguanosine）和衰老標誌物（如 cyclin-dependent kinase inhibitor 2A, cyclin-dependent kinase inhibitor 1, and $\beta$ -galactosidase）的濃度[27]。

## 富氫鹽水減弱香菸煙霧誘導的大鼠氣道粘液產生

富氫鹽水預處理減弱了香菸煙霧誘導的細支氣管腔粘液積聚、杯狀細胞增生、muc5ac 過表達和氣道上皮細胞異常細胞凋亡以及 BALF 中 malondialdehyde 的增加。富氫鹽水也消除了受香菸煙霧暴露攻擊的大鼠肺中 EGFR 在 Tyr1068 處的磷酸化和 Nrf2 上調表達。這是一份證明腹腔內給予富氫鹽水可以保護大鼠氣道免受香菸煙霧損傷的報告，並且在治療 COPD 的異常氣道粘液產生方面可能是有希望的[28]。

## 氫氣調節慢性阻塞性肺疾病大鼠模型中肺泡巨噬細胞的 M1/M2 極化

與對照組相比，肺功能明顯下降，炎症浸潤和肺實質重塑明顯。肺組織中 iNOS mRNA 和蛋白表達及其光密度（OD）顯著增加，而 Arg-1 顯著降低。氫氣治療改善了肺功能和實質炎症，逆轉了 IL-6、TNF-$\alpha$ 和 TGF-$\beta$1 濃度的升高，並降低了 IL-10。

同時，氫氣也下調了 iNOS 的表達，但上調了肺組織中 Arg-1 的表達。這研究表示氫氣減輕 COPD 肺部炎症反應，可能與其抑制 M1 型極化和激活肺泡巨噬細胞 M2 型極化有關[29]。

## 吸入氫氣（XEN）可改善人體哮喘和 COPD 患者的氣道炎症

在一項人體氫氣吸入研究中發現哮喘和 COPD 患者單次吸入氫氣 45 分鐘可減輕呼吸道的炎症狀態包括 chemotactic protein 1（MCP1）、IL-4 及 IL-6[30]。

## 氫 / 氧療法治療慢性阻塞性肺疾病急性加重：一項多中心、隨機、雙盲、平行組對照試驗的結果

這是研究氫 / 氧混合物的施用是否優於氧氣改善慢性阻塞性肺疾病急性加重期（AECOPD）患者的症狀。氫氣 / 氧氣組的 a Breathlessness, Cough, and Sputum Scale（BCSS）

評分變化大於氧氣組（- 5.3 vs. - 2.4 觀點；差異：- 2.75 [95% CI - 3.27 到 - 2.22]，符合優越性標準）。試驗表明，氫／氧療法在慢性阻塞性肺疾病急性惡化的患者中優於氧療法且具有可接受的安全性和耐受性[31]。

## ▌ 結論

雖然在細胞及臨床動物實驗裡，已有不少使用氫氣來治療肺阻塞的相關文獻，在人體亦有少許有關氫氧氣治療的臨床正向的研究，但目前國內尚無將吸入氫氣輔助療法應用於治療肺阻塞的臨床文獻。

然而從 COPD 病生理機轉觀點及氫氣的特性及相關治療機轉來看，個人認為氫氣吸入療法極有潛力成為 COPD 未來新穎的輔助治療。

第 7 章

氫氣於川崎症的角色

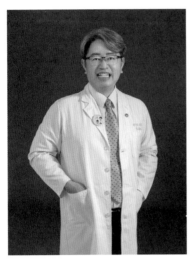

## 郭和昌 教授（HO-CHANG KUO, MD.Phd）

臺灣氫分子醫療促進協會 理事長
國立陽明大學醫學院醫學系學士（傑出校友）
長庚大學臨床醫學研究所博士（傑出校友）
高雄長庚醫院川崎症中心 主任
高雄長庚醫院兒科部 教授
長庚大學醫學院 教授（三度當選優良教師）
亞洲排名第一川崎症（Expertscape）（since 2014）
中華川崎症關懷協會創會 理事長
2020 年「全球前 2% 頂尖科學家」同時上榜（2020 年度科學影響力排行榜）及終身科學影響力排行榜（1960-2020）（Scopus）

發表台灣第一篇吸入性氫氣相關論文於國際級 SCI 期刊（Chem Res Toxicol. 2021 Apr 19;34（4）:952-958.）（2021, SCI IF:3.973, ranking: 78/179, Q2 in CHEMISTRY, MULTIDISCIPLINARY）

川崎症是兒童心臟的殺手，影響孩子的心臟健康與未來的成長，然而川崎症所引起的發炎和氧化壓力（oxidant）有著密切的關聯。氧化壓力在川崎症的病理學中扮演很重要角色，也可能是心臟血管發炎的要角。體內活性氧的過度產生會增加體內的氧化壓力，進而引起發炎反應和活性氧代謝物過多的惡性循環，這在急性期會形成全身的血管發炎。

　　急性發炎和氧化壓力可以透過正確與適當的治療而被迅速的控制；但是這些發炎可能還會維持一段很長的時間亦即所謂的慢性發炎（或是長期發炎）。川崎症急性期過後的長期慢性發炎的這個問題越來越受到重視。通常血管炎症和氧化壓力的存在會造成血管的損害，進而導致動脈硬化提早報到這種公認風險的發生。氫氣吸入是非常有效抗發炎與抗氧化的方法，這一個章節將會探討氫氣是否適用於川崎症急性期及慢性期的血管抗發炎角色。

## ▎川崎症介紹

　　川崎症（Kawasaki disease, Kawasaki syndrome, Mucocutaneous Lymph Node Syndrome, MCLS，川崎氏症，川崎病，皮膚黏膜淋巴結症候群）是一種全身性瀰漫性血管發炎疾病，最常見於五歲以下兒童（占 85%）。於 1967 年日本的川崎富作醫師首先發現，目前造成的原因仍不明，被稱為兒童後天性心臟病的元兇、兒童心臟的殺手或是「傷心的川崎症」。主

要會造成心臟冠狀動脈的發炎而影響孩子的健康，嚴重者可能需要終生服藥、無法正常運動、增加早發性心血管疾病問題、需要定期追蹤甚至是猝死的高危險群；與家族遺傳、人種、飲食、環境、氣候均有相關。

急性期治療方面以靜脈注射免疫球蛋白（intravenous immunoglobulin, IVIG）與口服阿斯比林（aspirin）已取得全球共識，但是川崎症最大的問題仍是心臟冠狀動脈血管的併發症，而且這樣的血管發炎並沒有隨急性期結束而完全消失。對這種疾病的了解，僅限於它是可能由一些病菌感染有關的刺激引發的特定體質個體的免疫反應，在體內各種發炎物質的產生引發了全身的血管炎。近來研究指出，川崎病是以發炎為主的病理狀態，與發炎相關的氧化壓力參與了該疾病的形成且佔非常重要的角色。本章節探討有關氧化壓力的基本知識，並描述與川崎症相關的最新研究內容及未來的前景。

在許多國家川崎症已成為後天性心臟病的主要原因且好發率正逐年上升中（在台灣每 10 萬個 5 歲以下病童約會有 84 個川崎症病童，好發率為全球第三高僅次於日本的 248 和韓國的 120）。除五個診斷標準外，在一些新生兒必須接種卡介苗（BCG）疫苗的國家中，川崎症也會有相當大的比例（40~50%）造成接種部位的紅腫或潰瘍，這也是川崎症的特徵之一，其他兒童疾病非常罕見會有卡介苗接種部位紅腫反應，所以若發燒時同時出現卡介苗接種部位紅腫（如下圖），

請一定要想到川崎症。

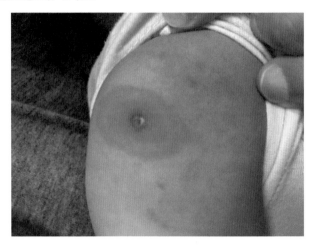

**川崎症的症狀特徵（1-2-3-4-5 郭醫師口訣）**

- 一個嘴巴：口腔黏膜發炎（嘴唇乾裂及草莓舌）
- 二個眼睛：雙側非化膿性結膜炎（紅眼睛）
- 三隻手觸摸頸部淋巴結：淋巴結腫大（直徑超過 1.5 公分）
- 四肢末端紅腫脫皮：四肢末端充血浮腫與退燒之後的指尖脫皮
- 五天發燒及很多皮膚疹：多形性皮膚紅疹

**川崎症診斷**

　　若出現上列四個以上的症狀加上發燒大於五天即可確診川崎症。

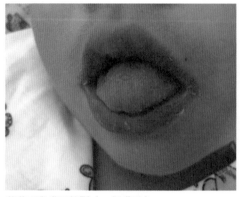

草莓舌與嘴唇乾裂（一個嘴巴）

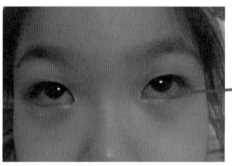

草莓舌（一個嘴巴）

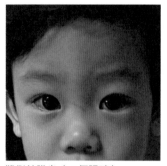

雙側結膜炎（二個眼睛）

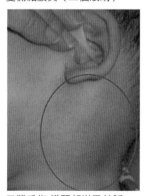

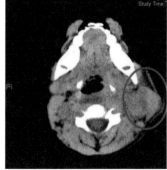

三雙手指 摸頸部淋巴結腫

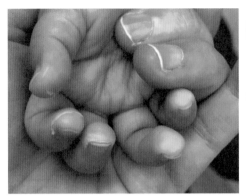

手指末端脫皮（四肢）

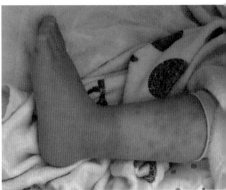

四肢末端紅腫（四肢末端）

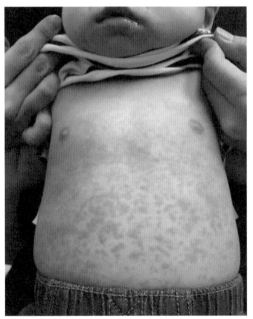

五天的發燒很多皮膚疹

## 川崎症的治療

　　單一次高劑量的靜脈免疫球蛋白（Intravenous immunoglobulin, IVIG，2 克 / 公斤體重），連續注射 12 小時並結合阿斯匹林（aspirin）為目前川崎症治療的最佳選擇，也是全球公認最有效的療法。靜脈免疫球蛋白治療川崎症會顯著的減少發燒的時間、全身性發炎症狀及廣泛性的冠狀動脈損傷。切記千萬不要捨棄免疫球蛋白治療而尋求其他的療法，雖不同廠牌的免疫球蛋白對治療的反應不一致，但對整體治療結果影響不大。

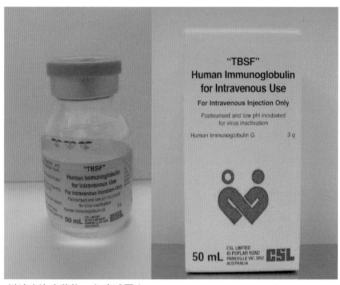

川崎症治療藥物－免疫球蛋白

　　根據多年的臨床證據顯示川崎症病童在發病（或發燒）的

5~10 天黃金治療期內使用靜脈免疫球蛋白注射治療可以明顯減少心臟冠狀動脈瘤的產生（由 25% 降至 5%），且必須發燒達 5 天以上才給與免疫球蛋白治療為佳，太早給予（發燒低於 5 天）靜脈免疫球蛋白治療對預後反而不會比較好。但若是發燒已經超過 10 天以上的黃金治療期才確診川崎症，但抽血檢查發炎指標仍有持續發炎的跡象或是心臟冠狀動脈血管已出現發炎，仍是建議應該盡快施行免疫球蛋白治療以減少心血管的傷害。

### 川崎症主要的影響（後遺症或是併發症）

心臟冠狀動脈病變仍是川崎症最嚴重的後遺症，尤其是冠狀動脈瘤（超過 1.5 倍的血管發炎擴張）的產生，可能造成一生的影響。因此對於高危險群的病童必須盡早給予第二次免疫球蛋白或其他的輔助抗發炎藥物治療（如類固醇、單株抗體生物製劑或是免疫抑制劑……等），以降低冠狀動脈瘤的發生率。至於定期追蹤方面還是以心臟超音波及心電圖為最主要的工具。隨著年齡增加運動心肺功能與過敏相關疾病（如：氣喘、過敏性鼻炎、異位性皮膚炎與蕁麻疹）的評估亦須列入追蹤隨訪的建議項目。

提醒所有家長「心中要有川崎症，才能避免不當治療與診斷」，因為川崎症會造成一輩子的心血管影響。家長唯有先俱備相關資訊，一旦遭遇時方能從容以對。雖然家長無法自行診治川崎症，但是當寶貝發燒大於五天時，我們可以一

再提醒自己或是主治醫師注意川崎症的可能性，「心中要有川崎症，才能診斷川崎症」。

**川崎症心臟血管擴張示意圖**

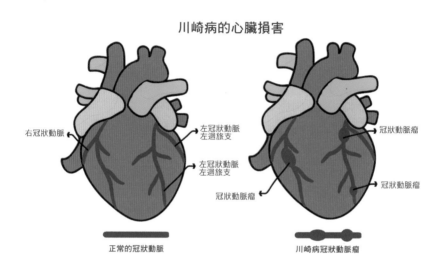

川崎病的心臟損害

右冠狀動脈

左冠狀動脈
左迴旋支

左冠狀動脈
左迴旋支

冠狀動脈瘤

冠狀動脈瘤

冠狀動脈瘤

正常的冠狀動脈　　　　　　川崎病冠狀動脈瘤

## ▎什麼是氧化壓力（Oxidative Stress）？

氧化壓力被定義為生物體中氧化和抗氧化（還原）反應之間平衡的機制。在生物體中活性氧（ROS）協調氧化反應，ROS 是比氧衍生分子更活躍的氧物質的總稱。白血球、巨噬細胞、線粒體等細胞胞器和黃嘌呤氧化酶等酶是體內 ROS 的主要來源。然而過量的 ROS 會損害構成生物體的主要組成部分，例如蛋白質、脂質和 DNA。因此 ROS 過多會導致多種

疾病，例如心血管疾病。

　　然而 ROS 不是只有細胞毒性的作用，它也是重要的免疫反應中的核心分子。例如，氧化壓力調節轉錄因子 - 核因子kB（NF-kB）在細胞凋亡和發炎等反應的必要角色。因此，氧化壓力並不全是有害的，其實他是一把「雙刃劍」，需要根據其在不同疾病中所扮演的角色來評估適當的治療，而不是一味地抑制它。但是人體的調控系統似乎對於抗氧化物質的使用有很大的包容性，也就是說抗氧化物質較少有過量使用的問題，尤其是吸入性氫氧氣。文獻中幾乎沒有吸入性氫氣使用過量或是相關副作用的報告。

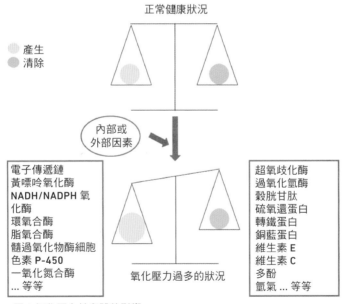

圖：氧化壓力於身體的影響

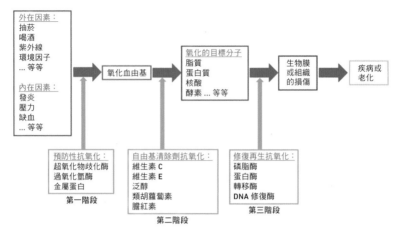

圖：氧化壓力對身體的影響

## 如何測量氧化壓力、氧化產物與抗氧化能力？

雖然活性氧的種類很多，但它們基本上可以分為四種類型：超氧化物、羥基自由基、過氧化氫和單線態氧。超氧化物和羥基自由基（free radical）是自由基的代表，即具有不成對電子的原子和分子。

體內所有物質，血液、尿液和組織中都含有氧化產物，因此這些氧化產物的測量主要用作間接評估氧化壓力的方法。尿液中的8-羥基去氧鳥苷（8-OHdG；一種核酸衍生物）、異前列烷（花生四烯酸氧化物）、丙二醛（過氧化脂質）和氫過氧化物（來自各種有機物質的氧化物）是可以運用於測量氧化壓力的項目。

自由基含量檢測則包含：血漿抗氧化指數（TAC）、細

胞抗氧化指數（GPX）、DNA損傷指數（8-OHdG）、脂質氧化及發炎指數（MPO）。

ROS清除能力（抗氧化壓力）的反應會隨著體內氧化壓力的產生增加而發生。在許多情況下，ROS會短暫的增加，並會被抗氧化反應消耗掉。由於抗氧化受到多種其他因素的影響，因此很難透過簡單地比較抗氧化劑的表現量來進行評估。

## 自由基

人體中存在過多的自由基，會氧化細胞的分子，造成細胞結構的損傷、加速細胞的老化與疾病產生。還好身體中自有一套抗氧化機制，在血漿與細胞中存在著清除自由基（自由基清除者，free radical scavenger）的抗氧化物質，能夠減少這些過多的自由基所造成的危害，避免進一步造成細胞的發炎損傷及老化。現代人工作壓力大、情緒緊張、飲食不當及環境污染等因素，經常會讓身體中這套抗氧化機制失去平衡，癌症、心血管疾病、糖尿病、老年痴呆症等疾病都與過多的氧化損傷有關。

## 建議接受檢測對象

1. 工作緊張或壓力大者
2. 長期睡眠品質不佳者
3. 長時期外食、飲食不當或常暴露污染環境者

4. 有抽菸、喝酒習慣者

5. 接受特殊飲食或運動計畫者（增重、減重塑身）

6. 服用抗氧化保健產品前後

7. 有癌症、心血管疾病、糖尿病、老年痴呆症、類風濕性關節炎家族病史者

8. 不明原因身體不適，如免疫力下降、記憶力衰減、皮膚變差……等

## 建議檢查項目

### 抗氧化壓力檢驗套組（長庚醫院）

| 檢查項目 | | 檢查目的 |
|---|---|---|
| 血漿抗氧化指數（TAC） | 血漿總和抗氧化能力 | 測量血漿中非酵素類抗氧化物總體的抗氧化能力，檢驗值越高表示總體的抗氧化能力越好。 |
| 細胞抗氧化指數（GPX） | 麩胱甘肽過氧化物酵素 | 測量細胞內主要保護細胞不受自由基攻擊的水溶性抗氧化酵素，檢驗值越高表示抗氧化保護能力越好。 |
| DNA 損傷指數（8-OHdG） | 8- 氫氧 2'- 去氧鳥糞核糖 | 測量細胞內 DNA 被氧化傷害之程度，檢驗值越高表示體內 DNA 被氧化傷害越嚴重，檢驗值越低越好。 |
| 脂質氧化及發炎指數（MPO） | 骨髓過氧化酵素 | 了解目前體內脂質氧化及發炎程度，檢驗值越高表示體內氧化壓力的程度越高，檢驗值越低越好。 |

## 川崎症急性期的氧化壓力

　　川崎病的急性期在組織學上證實已觀察到單核細胞／巨噬細胞為主的炎性細胞浸潤延伸至整個動脈血管壁。這些細胞被炎性因子激活且具有高度刺激性並協調 ROS 的產生。已滲入動脈壁的中性白血球、巨噬細胞、來自血管內皮細胞的黃嘌呤氧化酶、由激活磷脂酶 A2 產生的花生四烯酸代謝物和細胞內線粒體也參與 ROS 的產生。其中，浸潤性炎症細胞膜中的 NAD（P）H 氧化酶被認為是 ROS 產生的主要來源。

　　炎症細胞核中的 NF-kB 被氧化壓力增強激活，促進各種細胞因子的產生和細胞粘附分子的表達。此外，炎症時從細胞膜釋放的花生四烯酸不僅在這些代謝途徑中產生 ROS，而且還調節中性白細胞中 NAD（P）H 氧化酶的活化，並且其本身作為致炎物質參與炎症反應。此外，誘導型一氧化氮合酶（iNOS）在浸潤和蓄積的炎症細胞和血管平滑肌細胞中高表達，並產生大量一氧化氮（NO）來參一腳。然而，iNOS 來源的 NO 是一種不穩定的自由基，在氧化壓力下會形成過氧亞硝酸鹽（ONOO）之高反應性自由基造成血管組織高度的損傷。

　　綜上所述，根據現有文獻報導發現川崎病急性期氧化壓力過度增強。在川崎病急性期的研究中，研究同時測量了作為 ROS 產生系統標誌物的血液活性氧代謝物（ROM）和作為 ROS 消除系統標誌物的血液生物抗氧化劑（BAP），一併評估氧化壓力的平衡狀態。

根據一篇研究指出，受試者是 19 名川崎病患者。其中，13 名受試者對免疫球蛋白（IVIG）治療（2 g/kg，單次劑量）反應良好。其餘 6 名受試者對 IVIG 治療反應不佳。在 IVIG 治療前、IVIG 治療後（給藥後 24 小時）和 IVIG 治療完成後 2 週測量了所有受試者血液中的 ROM 和 BAP。結果發現 IVIG 反應良好的這一組在 IVIG 治療前的高 ROM，於 IVIG 治療後明顯下降。相比之下，在反應不良的組中，再 IVIG 治療後，血液中之 ROM 還是明顯處於高水平，並未下降。此外，與反應良好的組相比，反應不良的組在 IVIG 治療前抗氧化的 BAP 水平明顯較低（P<0.01）。因此，在川崎病的急性期 ROS 的產生會顯著增強。通過 IVIG 的治療而減少；在評估對川崎病治療的反應時，ROS 可能被證明是一種有用的指標。

　　關於急性期氧化壓力增加的觀點幾乎達成了一致的共識。然而氧化壓力與疾病形成有關的結論尚未得到明確確定。也有人認為它只是急性期血管炎形成過程的副產品。目前抗氧療法雖不被認為是一種川崎症急性治療的主要選擇。但是也有文獻報導維生素 E 和 C 對冠狀血管炎的療效。在川崎病的急性期，被認為是最成問題的冠狀動脈疾病併發症隨著治療的進步以顯著下降（25% 降至 5%）；但是，它們並沒有減少到零。如果是這樣的話，氧化壓力可以被認為是未來新的急性期治療策略的目標，也可能被認為是根除川崎症冠狀動脈發炎病變的下一步。

## 急性期後血管疾病和氧化壓力的狀態

只要在急性期不引起冠狀動脈破裂、血栓栓塞等致命性併發症，以大劑量 IVIG 為主要治療即可明顯減少全身性瀰漫性血管炎。炎症可以根據程度大致分為三種類型或組：

（A）持續存在的冠狀動脈病變（CAL）；

（B）冠狀動脈病變是暫時出現的，在某個時間會回縮至正常管徑；

（C）從未檢測到的 CAL 的產生。

關於 A 組，一般認為由於血管產生重塑現象，炎症性瘢痕（如纖維化）長期存在；但是，對於 B 組和 C 組，並沒有一致的意見。如何以最好的方式治療急性期炎症後血管的問題，也一直是一個困擾臨床醫生的大問題。

近年來，對已長大且年紀接近中年過去曾經罹患川崎病患者的臨床研究增加趨勢，除了被認為能夠評估血管疾病的測量項目，例如高敏感 C 反應蛋白（hs-CRP）和氧化壓力，血管功能例如脈搏波速度和血流介導擴張程度（Flow-Mediated Dilation, FMD, 血管內皮功能）也是廣泛使用的測試項目。

總之，B 組血管疾病持續發炎存在的可能性很高，而 C 組則較低。然而，偶爾也有關於 C 組持續存在血管疾病的報告，雖與健康對照組相比無顯著差異，C 組仍有血管功能輕微下降的趨勢，表示 C 組之血管也並非全然沒有發炎的情況

存在，但是目前無任何臨床治療是針對 C 組所提供的。基於上述結果，之前報導過氧化壓力可能參與有川崎症病的血管內皮細胞功能障礙的發生和發展，即使是在慢性期也是如此。

## 根據高雄長庚醫院及台灣的川崎症研究報告亦指出自由基與川崎症之關聯

台中榮民總醫院 2022 年根據健保資料庫分析 4192 川崎症與媽媽的資料庫，發現產前與嬰幼年期間空氣汙染及自由基（空氣汙染指標 pollutant standards index, PSI）、一氧化碳（carbon monoxide, CO）、一氧化氮（nitric oxide, NO）、二氧化氮（nitric dioxide, NO2）和氮氧化物（nitrogen oxide, NOx）的暴露會增加川崎症的發生率。高雄長庚的研究也指出川崎症急性期氮氧化物（NOx）明顯比一般兒童發燒疾病高出許多，而且氮氧化物的上升與川崎症產生心臟冠狀動脈病變有顯著關聯，這樣的氮氧化物再經過免疫球蛋白治療後明顯下降。由此可見自由基氮氧化物（NOx）過多會與導致川崎症有關，且是川崎症形成心血管後遺症的主要關鍵因子。

綜合以上，自由基是導致川崎症的要素且會造成川崎症的後遺症，因此身為自由基清除者的氫氣就是一個輔助川崎症治療的新契機。

## 分享臨床實際個案（川崎症動脈瘤氫氣吸入成功治療）

川崎病（KD）是一種全身性血管發炎，主要影響 5 歲以下兒童。是最常見的後天性心臟病，尤其是在亞洲。川崎症所引發的冠狀動脈瘤目前沒有對症的治療方法。在本研究報告中，我們領先全球發表了一名患有右側冠狀動脈瘤的川崎症患者，冠狀動脈直徑擴張達 6.08mm，長 35mm，經過 4 個月吸入性氫氣後，血管恢復到正常範圍。（一般情況可能須要 1~2 年，或更久，或甚至永遠不會恢復）。這名 10 歲川崎症患者在發病的第 12 天才被診斷出川崎症並給予靜脈注射免疫球蛋白。出院後，家人在家裡自行給予吸入混合氫氧氣（77% 氫氣和23% 氧氣），經由鼻管每天使用至少 1 小時。

經過 4 個月後，動脈瘤經檢查發現已經完全消退至正常血管大小。

後續的血液檢查數據顯示全血細胞計數 WBC、分類計數 DC、電解質、肝臟酶（GOT/GPT）和腎功能（BUN/Cr）都在正常範圍內。這是第一個研究報告，川崎症所引起的動脈瘤在氫氣輔助下完全消退，且無其他併發症。結論，因此吸入性氫氣可能是一種川崎症的替代抗自由基或抗氧化療法，但仍需進一步更多的研究來證實。

文章接受刊登於國際級期刊，前瞻性心血管醫療 Frontier in Cardiovascular Medicine（SCI IF: 6.050）：

Kawasaki disease（KD）is a systemic vasculitis that primarily affects children under the age of 5 years old and is among the most common acquired heart disease in developed countries, particularly in Asia. No effective treatment is currently available for aneurysm formation in KD. In this report, we showed a KD patient with an aneurysm over the right coronary artery with a size of 6.08 mm in diameter and 35 mm in length, which completely regressed to within normal range after hydrogen inhalation within 4 months after disease onset. This 10-year-old KD patient was diagnosed on the 12th day of disease onset with incomplete presentation of KD symptoms. Intravenous immunoglobulin was prescribed after KD diagnosis was confirmed by the formation of a coronary artery aneurysm. Once discharged from the hospital, the family used hydrogen inhalation （77% hydrogen and 23% oxygen）at home with nasal cannula 1 h per day. The aneurysm was found to be completely regressed at the 4-month follow-up（day 138 of the illness）. The follow-up laboratory data showed complete blood cell count, differential count, electrolytes, liver enzyme, and renal function to all be within normal range. This is the first study to report an aneurysm from KD with regression under supplementary therapy with hydrogen gas inhalation and no other complications. Therefore, hydrogen gas inhalation may be an alternative anti-free radical or anti-oxidant therapy for KD, but further study is still required.

## ▎未來展望

控制氧化壓力 ROS 的確會改善有川崎病病童的長期血管

發炎，ROS 因其細胞毒性而被視為惡棍，但在宿主防禦系統和細胞內信息傳輸系統中發揮著至關重要的免疫作用；因此，通常用抗氧化劑完全抑制它們可能不一定對生物體有益。除了未來進一步的抗氧化精準標靶治療策略外，我們希望看到更合適的生物標誌物的發展，以便更好地評估承受的血管氧化壓力。就目前的對策而言，早期的預防措施（如定期檢測以及飲食和生活方式調整）應該是重中之重，這樣川崎病兒童就不會隨著年齡的增長而承受動脈粥樣硬化的危險因素。氫氣的抗氧化與抗自由基功能應該也是未來川崎症避免長期血管發炎的一項新契機。

2019~2022 年全球面臨巨大災難，當前新型冠狀病毒仍然肆虐全球，各國積極投入大量資源研發特效藥及開發疫苗，但具體治療對策仍尚未明朗，有好的治療方案亦付之闕如，在此渾沌與兵荒馬亂之際，偏偏又蹦出一個新的疾病來攪局，兒童全身血管發炎的「類川崎症」或「兒童多系統發炎症候群」（Pediatric MultisystemInflammatory Syndrome-MIS-C）令醫護人員疲於奔命。氫氧氣的合併使用或許也是未來輔助治療的新契機，中國傳染病學專家鐘南山教授，已將氫氧設備使用於新冠肺炎的第一線輔助治療，且收到良好的成果；免疫球蛋白、免疫抑制劑、類固醇、氫氧氣使用、維他命 D3……等可能會是有效的主要或是輔助治療方式於川崎症或是新冠肺炎所導致的 MIS-C。

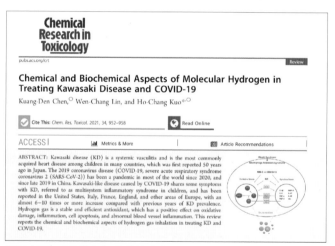

高雄榮民總醫院人體研究倫理審查委員會　TEL：07-3422121-71571
KAOHSIUNG V.G.H. Institutional Review Board　FAX：07-3468344　e-mail：irb@vghks.gov.tw

## 人體研究計畫同意函

計畫名稱：探討吸入性氫氧氣(Hydrogen oxygen gas)對川崎症的影響
計畫編號：KSVGH21-CT7-26
計畫主持人：翁根本醫師 (kpweng@vghks.gov.tw；0975-581955)
通過日期：2021 年 9 月 2 日
通過會期：第 208 次會議
計畫書版本及日期：版本 4，2021 年 7 月 26 日
受試者同意書版本及日期：版本 5，2021 年 8 月 30 日
個案報告表版本及日期：2021 年 7 月 3 日
資料及安全性監測計畫版本及日期：版本 3，2021 年 7 月 26 日
有效期限：2022 年 9 月 1 日
試驗機構：高雄榮民總醫院

主任委員 陳金順

2021 年 9 月 2 日

＊計畫主持人須遵守之規定請見「計畫主持人之職責」。

資料來源：吸入性氫氣運用於川崎症臨床試驗證明（高雄榮民總醫院）

## Chemical Research in Toxicology

pubs.acs.org/crt　　　　　　　　　　　　　Review

### Chemical and Biochemical Aspects of Molecular Hydrogen in Treating Kawasaki Disease and COVID-19

Kuang-Den Chen, Wen-Chang Lin, and Ho-Chang Kuo

Cite This: Chem. Res. Toxicol. 2021, 34, 952−958　　Read Online

ACCESS　　Metrics & More　　Article Recommendations

ABSTRACT: Kawasaki disease (KD) is a systemic vasculitis and is the most commonly acquired heart disease among children in many countries, which was first reported 50 years ago in Japan. The 2019 coronavirus disease (COVID-19, severe acute respiratory syndrome coronavirus 2 (SARS-CoV-2)) has been a pandemic in most of the world since 2020, and since late 2019 in China. Kawasaki-like disease caused by COVID-19 shares some symptoms with KD, referred to as multisystem inflammatory syndrome in children, and has been reported in the United States, Italy, France, England, and other areas of Europe, with an almost 6~10 times or more increase compared with previous years of KD prevalence. Hydrogen gas is a stable and efficient antioxidant, which has a positive effect on oxidative damage, inflammation, cell apoptosis, and abnormal blood vessel inflammation. This review reports the chemical and biochemical aspects of hydrogen gas inhalation in treating KD and COVID-19.

資料來源：吸入性氫氣用於川崎症與新冠肺炎 COVID-19 的可能角色
（台灣第一篇吸入性氫氣 SCI 國際級期刊發表）（接受發表於 Chem
Res Toxicol.2021 Apr 19;34（4）:952-958. 2020 SCI IF:3.739, ranking:
38/93, Q2 in TOXICOLOGY）

吸氫保健康

![frontiers] Frontiers in Cardiovascular Medicine

CASE REPORT
published: 12 May 2022
doi: 10.3389/fcvm.2022.895627

# Hydrogen Gas Inhalation Regressed Coronary Artery Aneurysm in Kawasaki Disease-Case Report and Article Review

Ho-Chang Kuo [1,2,3,4,5*]

[1] Kawasaki Disease Center, Kaohsiung Chang Gung Memorial Hospital, Kaohsiung, Taiwan, [2] Department of Pediatrics, Kaohsiung Chang Gung Memorial Hospital, Kaohsiung, Taiwan, [3] College of Medicine, Chang Gung University, Taoyuan, Taiwan, [4] Department of Respiratory Therapy, Kaohsiung Chang Gung Memorial Hospital, Kaohsiung, Taiwan, [5] Taiwan Association for the Promotion of Molecular Hydrogen, Kaohsiung, Taiwan

**OPEN ACCESS**

**Edited by:**
Baohui Xu,
Stanford University, United States

**Reviewed by:**
Makoto Samura,
Yamaguchi University, Japan
Gang Li,
Shandong Provincial Hospital, China
Jingjing Wei,
Shanxi Medical University, China

**\*Correspondence:**
Ho-Chang Kuo
erickuo48@yahoo.com.tw;
dr.hckuo@gmail.com

**Specialty section:**
This article was submitted to
Cardiovascular Therapeutics,
a section of the journal
Frontiers in Cardiovascular Medicine

**Received:** 14 March 2022
**Accepted:** 22 April 2022
**Published:** 12 May 2022

**Citation:**
Kuo H-C (2022) Hydrogen Gas
Inhalation Regressed Coronary Artery
Aneurysm in Kawasaki Disease-Case
Report and Article Review.
Front. Cardiovasc. Med. 9:895627.
doi: 10.3389/fcvm.2022.895627

Kawasaki disease (KD) is a systemic vasculitis that primarily affects children under the age of 5 years old and is among the most common acquired heart disease in developed countries, particularly in Asia. No effective treatment is currently available for aneurysm formation in KD. In this report, we showed a KD patient with an aneurysm over the right coronary artery with a size of 6.08 mm in diameter and 35 mm in length, which completely regressed to within normal range after hydrogen inhalation within 4 months after disease onset. This 10-year-old KD patient was diagnosed on the 12th day of disease onset with incomplete presentation of KD symptoms. Intravenous immunoglobulin was prescribed after KD diagnosis was confirmed by the formation of a coronary artery aneurysm. Once discharged from the hospital, the family used hydrogen inhalation (77% hydrogen and 23% oxygen) at home with nasal cannula 1 h per day. The aneurysm was found to be completely regressed at the 4-month follow-up (day 138 of the illness). The follow-up laboratory data showed complete blood cell count, differential count, electrolytes, liver enzyme, and renal function to all be within normal range. This is the first study to report an aneurysm from KD with regression under supplementary therapy with hydrogen gas inhalation and no other complications. Therefore, hydrogen gas inhalation may be an alternative anti-free radical or anti-oxidant therapy for KD, but further study is still required.

**Keywords:** Kawasaki disease, hydrogen gas, inhalation, aneurysm, regression

## INTRODUCTION

Kawasaki disease (KD) is the most common acquired heart disease among children in many countries, especially Asian ones. This acute febrile systemic vasculitis was first reported by Dr. Tomisaku Kawasaki in 1967 in Japanese and 1974 in English (1). Initially referred to as mucocutaneous lymph node syndrome (MCLS), it was later renamed Kawasaki Disease (KD) or Kawasaki syndrome after Dr. Kawasaki (1925–2020) in memory of his contribution. KD mainly affects young children under the age of 5 years old, especially those of Asian descent in Japan, Korea, China, and Taiwan. Currently, the etiology of KD remains unknown (2–4), but both genetic background and environmental impacts have been shown to be important for disease susceptibility.

資料來源：全球第一篇氫氣運用於川崎症動脈瘤治療文章（接受發表於 Frontiers in Cardiovascular Medicine 12 May 2022 | https://doi.org/10.3389/fcvm.2022.895627, SCI IF: 6.050）

# 第 8 章

吸入氫氣治療川崎症冠狀動脈瘤－病例報告及文章回顧

　　川崎症（KD）是一種全身性血管炎，主要影響 5 歲以下兒童，是已開發國家，尤其是亞洲最常見的心臟病之一。目前沒有有效的治療方法可用於 KD 的動脈瘤形成。在本報告中，我們展示了一名 KD 患者的右冠狀動脈動脈瘤，直徑為 6.08 毫米，長度為 35 毫米，在發病後 4 個月內吸入氫氣後完全恢復到正常範圍內。

　　這名 10 歲 KD 患者在疾病發作的第 12 天 KD 症狀表現不完整。在冠狀動脈瘤的形成診斷為 KD 後，給予靜脈注射免疫球蛋白。出院後，該家庭每天使用鼻導管吸入氫氣（77% 氫氣和 23% 氧氣）1 小時。隨訪 4 個月（發病第 138 天）發現動脈瘤完全消退。隨訪實驗數據顯示全血細胞計數、分類計數、電解質、肝酶和腎功能均在正常範圍內。這是第一項報告 KD 導致動脈瘤在吸入氫氣的補充治療下消退且沒有其他併發症的研究。因此，氫氣吸入可能是 KD 的一種替代抗自由基或抗氧化療法，但仍需進一步研究。

## 前言

　　川崎症（KD）是許多國家，尤其是亞洲國家兒童中最常見的心臟病。這種急性發熱全身性血管炎由 Tomisaku Kawasaki 博士於 1967 年用日語和 1974 年用英語中首次報導。最初被稱為皮膚黏膜淋巴結症候群（MCLS），後來以川崎博士（1925~2020）的名字命名為川崎症（KD）或川崎症候群，

以紀念他的貢獻。KD 主要影響 5 歲以下的幼兒，尤其是日本、韓國、中國和台灣的亞裔兒童。目前，KD 的病因仍然未知，但遺傳背景和環境影響已被證明對疾病易感性很重要。

自 1983 年引入 IVIG 治療以來，動脈瘤形成被認為是 KD 倖存者最嚴重的併發症。根據美國心臟協會（AHA）2017 年的聲明，大型或巨大動脈瘤（直徑 >8 毫米）不會「消退」，「回縮」或「改造」。弗里德曼等人共報告 2,860 名 KD 患者，發現 17% 有動脈瘤；中等大小動脈瘤消退的概率在發病 4 個月時為 0.3，在 24 個月時為 0.5。加藤等人報告了 598 名 KD 患者的結果，發現 25% 的動脈瘤被診斷出來，其中 49% 的人在 6 至 18 個月後減小到正常的管腔尺寸。

根據 AHA 建議的 KD 標準治療，急性期後沒有有效的抗炎治療動脈瘤形成。當 KD 患者在急性期治療後形成動脈瘤時，最有可能開抗血小板或抗凝藥物。然而，血管炎的炎症沒有治療方法。相當多的證據表明 KD 的冠狀動脈持續存在發炎症狀。

PET 掃描的影像發現在血清學中持續性動脈瘤患者中有持續性全身炎症反應，並具有較高水平的血清澱粉樣蛋白 A 和白血球介素 6、高敏感性 C 反應蛋白、白血球中 Fcγ R2B 的高甲基化。患有動脈瘤形成的 KD 患者可能需要額外的抗炎治療。在這項研究中，我們報導了一名 KD 患者在吸入氫氣後中度動脈瘤形成消退，並回顧了相關文獻。

## 個案

一位健康的台灣 10 歲男孩,高燒 12 天,2019 年入院。入院前雙側結膜充血、唇頸部紅斑、淋巴結腫大。沒有觀察到卡介苗部位硬化,也沒有發現皮疹或四肢硬化。患者入住我們的兒科病房後,實驗室分析顯示有輕度白血球增多(10,600/$\mu$l)、血小板增多(557,000/$\mu$l)和高 C 反應蛋白(CRP)(132.22 mg/L),沒有急性肝或腎損傷。

入院第 1 天(發病第 12 天)的 2D 心臟超音波顯示右冠狀動脈(RCA)有一個 4.12 毫米的動脈瘤(BSA 調整的 Z 評分 = 3.17),同時 RCA 和 LCA 普遍擴張。大劑量靜脈注射免疫球蛋白(IVIG),入院時(發病第 12 天)開出 2 g/kg 輸液。出院後,RCA 仍發展為直徑 6.08 毫米(Z 評分:4.85)、長度 35 毫米(發病第 20 天)的中型動脈瘤(圖 1)。

該父母在家中為患者每天至少吸入氫氣 1 小時(77% 氫氣加 23% 氧氣,70~75 公升 / 小時),直至動脈瘤消退。隨訪超音波顯示動脈瘤消退,然後 RCA 的直徑和長度分別為 5.37 毫米和 12 毫米(發病第 34 天)和 4.56 毫米 × 8.68 毫米(發病第 48 天),然後是 4.16 毫米(第 62 天)。

中型動脈瘤在發病第 138 天恢復到正常範圍內,直徑為 2.91 mm(Z 評分 = 1.46)(圖 2)。

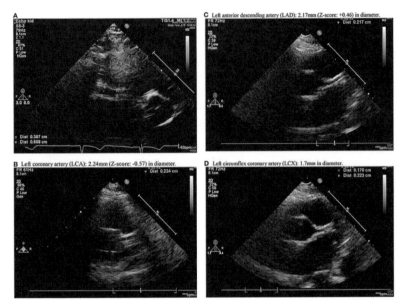

圖 1：右冠狀動脈中部（RCA）動脈瘤形成，在開口附近直徑為 2.9 mm，在 RCA 中部 1/3 附近逐漸擴張至最大直徑 6.08 mm，長度為 3.5 cm，遠端 RCA 直徑為 3.11 mm（後部） AV 槽）（A）。（B-D）顯示左冠狀動脈（LCA）、左前降支（LAD）和左迴旋冠狀動脈 （LCX）。（B）左冠狀動脈（LCA）：直徑 2.24 毫米（Z 分數：-0.57）。（C）左前降支（LAD）： 直徑 2.17 毫米（Z 分數：+0.46）。（D）左旋冠狀動脈（LCX）：直徑 1.7 毫米。

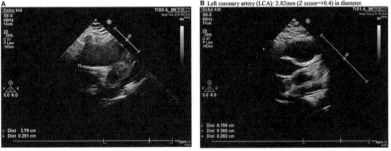

圖 2：冠狀動脈的正常內徑；退化的右冠狀動脈直徑為 2.91 毫米（A）和正常的左冠狀 動脈（LCA）（B）。（B）左冠狀動脈（LCA）：直徑 2.82 毫米（Z 分數 = +0.4）。

吸氧保健康 132

| Laboratory data | First day of admission (day 12 of illness) | Followed-up (day 138 of illness) |
| --- | --- | --- |
| White blood cell count (/ul) | 10,600 | 11,800* |
| Hemoglobin (g/dl) | 11.6* | 14.2 |
| Platelet (/ul) | 557,000* | 258,000 |
| Segment (%) | 67.2 | 67 |
| Lymphocyte (%) | 22.5 | 26 |
| Monocyte (%) | 8.2 | 5 |
| Eosinophil (%) | 1.6 | 0 |
| Basophil (%) | 0.5 | 0 |
| Aspartate aminotransferase (U/L) | 25 | 24 |
| Alanine aminotransferase (U/L) | 27 | 17 |
| Blood urine nitrogen (BUN) (mg/dl) | 10.0 | 18.0 |
| Blood creatinine (mg/dl) | 0.63 | 0.52 |
| Estimated glomerular filtration rate (ml/min) | >60 | >60 |
| Sodium (mEq/L) | 139 | 143 |
| Potassium (mEq/L) | 3.9 | 3.7 |
| Chloride (mEq/L) | 102 | 107 |
| Albumin (g/dl) | 3.69 | 4.6 |
| C-reactive protein (mg/L) | 132.22* | <5 |

*indicate data not within normal range.

表 1：川崎症急性期和慢性期（吸入氫氣後）的實驗數據。

以下實驗室數據顯示肝酶正常（天門冬胺酸胺基轉移酶 /
丙胺酸胺基轉移酶：24/17 U/L），腎功能（尿素氮 / 肌酸酐
18.0/0.52 mg/dl，估計腎絲球濾過率：>60 ml/min），總白血
球計數：11,800/ul（白血球增多），血紅蛋白：14.2 g/dl，
血小板：258,000/ul，中性顆粒球：67%，淋巴細胞：26%，
單核細胞：5%，嗜酸性球：0%，嗜鹼性球：0 %，鈉：143
mEq/L，鉀：3.7 mEq/L，氯：107 mEq/L，白蛋白：4.6 g/
dl，鈣：9.7 mg/dl，嗜酸性球陽離子蛋白：<2.0 µg/L 和總免
疫球蛋白 E：107 KU/L。急性期和慢性期（吸入氫氣後）的
實驗室數據見表 1 我們使用病歷回顧報告了此病例，長庚紀
念醫院機構審查委員會（IRB）批准了這項研究（IRB 編號：
201900827B0）。

## 討論與回顧

冠狀動脈瘤形成是 KD 最嚴重的併發症，可能會影響終
生。目前，對於經 IVIG（靜脈注射免疫球蛋白）治療急性
期形成動脈瘤的 KD 患者尚無有效的治療方法，當患者進展
成動脈瘤時更是如此。患有動脈瘤形成的 KD 患者僅開具抗
血小板和抗凝藥物，而這些藥物對冠狀動脈炎的抗炎作用沒
有效果。對於住院期間急性期 IVIG 耐藥的 KD 患者，建議
使用其他抗炎藥，包括類固醇、腫瘤壞死因子阻滯劑和免疫
調節劑。然而，這些抗炎藥尚未用於已經形成冠狀動脈瘤的

KD 患者。

Wang 等人表明，一氧化氮（NO）介導的炎症反應在 KD 冠狀動脈病變的發病機制中起著非常重要的作用。Yahata 等人表明炎症和氧化壓力與多種疾病密切相關。氧化反應在 KD 甚至多系統發炎症後群（MIS-C）的病理學中起重要作用。活性氧（ROS）的過量產生會增加氧化壓力，從而引發發炎反應和 ROS 代謝物的無休止和惡性循環。氧化壓力已被證明在 KD 患者動脈硬化的發展中具有重要影響，並且與兒童早期 KD 患者的內皮功能障礙密切相關。此外，KD 患者同時發生氧化和硝化反應可能導致心血管併發症。

KD 中的 IVIG 治療可以有效減少引起血管炎的氧化壓力。尿中 8-iso-prostaglandin F2alpha 8-iso-PG 是 IVIG 對 KD 氧化壓力有效性的有用標誌物，在 KD 的遠期和急性期，成人動脈粥樣硬化發展的危險因素，如 CRP、氧化壓力和炎性細胞因子也增加了。總之，氧化反應和硝化反應在 KD 的血管炎和冠狀動脈病變的發病機制中起重要作用。

Ohsawa 等人表明氫氣是一種惰性氣體，是一種有效的抗氧化劑，有助於調節氧化壓力和炎症反應。他們的研究表明，$H_2$ 可減少有害 ROS 的氧化劑，從而防止氧化劑誘導的細胞損傷。據報導，吸入氫氣可降低炎症細胞因子的水平，包括 TNF-$\alpha$、IL-1$\beta$、IL-6 和缺氧誘導因子 1$\alpha$，這些在 KD 中升高，在 KD 中甚至更高與 CAL 形成。

Long 等人表明氫氣通過降低血管內皮生長因子（VEGF）-α 表達在大鼠視網膜分支靜脈阻塞模型中具有保護作用。局部 VEGF-α 及其信號通路與 KD 小鼠模型中 LCWE 誘導的 CAL 的發展有關。Zhang 等人還表明了氫氣後處理改善了蛛網膜下腔出血（SAH）誘導，這主要是由動脈瘤破裂引起的，神經元細胞焦亡部分通過粒線體 ATP 敏感的 K+ 通道 /ERK1/2/p38 MAPK 信號通路。

這些證據支持氫氣可能對與 KD 相關的血管炎的破裂或閉塞有效。Cole 等人表明吸入氫氣似乎不會對健康成人造成臨床上顯著的不良反應。儘管這些數據表明吸入氫氣可能具有良好的耐受性，但未來的研究需要進一步評估安全性，尤其是兒童的安全性。

總之，在 KD 和 CAL 形成中升高的氧化壓力和炎性細胞因子可能受益於氫氣的吸入。KD 患者吸入氫氣後動脈瘤消退與炎性細胞因子抑制之間的相關性也需要進一步研究。在進行文獻回顧後，確定了我們報告了首例 KD 患者冠狀動脈瘤在氫氣吸入後消退。

# 第 9 章

氫氣於中風患者之
新興輔助療法

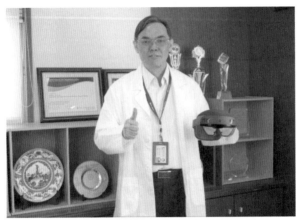

李秉家 教授

臺灣氫分子醫療促進協會 榮譽理事
高雄醫學院復健醫學系職能治療組
中山大學生物科學系博士
屏東人愛醫院復健科職能治療師
屏東署立醫院復健科職能治療師
台大臨床醫學研究所（第三共同研究室）博士後研究
義守大學職能治療系 教授兼系主任
台灣跨領域智慧醫療暨長照創新協會創會理事長

關鍵詞：氫分子、氧化壓力、中風、缺血 / 再灌流損傷、腦病

## 摘要

就全球而言，缺血性中風是死亡與殘疾的主因。然而，有效且經過批准的治療方法卻僅有透過清除栓塞術或組織胞漿素原活化劑（tPA，一種血栓溶解劑）進行的靜脈血栓溶解療法。氫分子成為新興的治療劑，並於近期受到深入研究。氫分子與正常生理過程中的抗氧化、抗發炎和抗凋亡功能有關，並且可能在中風治療方面發揮重要作用，這點已在幾種給藥類型（包括吸入氫氣、靜脈內或腹腔內注射富氫溶液或飲用富氫水）的眾多臨床前和臨床研究中進行過評估。除了氫分子的背景機制外，其安全性和有效性也受到仔細評估並且呈現良好結果。所有可用的證據皆顯示，氫分子可能會是未來現實世界中一種極具前景的治療方法。本探討旨在概述氫分子對中風治療的作用，以及對劑量、持續時間和給藥途徑等治療條件和治療程序的進一步改良。

## 前言

中風具有高發病率及死亡率，是全球第二大死因（2016年全球疾病負擔〔GBD〕中風協作研究，2019 年）。即便患者痊癒，中風發作期間的腦損傷通常會造成長期殘疾，對中

風患者的生活品質產生負面影響，並成為患者及其看護人員的沉重身體和社會經濟負擔。中風根據病因分為兩種類型，其中缺血性中風佔總發病率的 87%，另一類則是出血性中風[48]為 23%。

發生缺血性中風時，除了後發的神經元功能障礙、殘疾和死亡外，受擾亂的局部血液供應還會導致腦梗塞的發生[13]。迄今為止，只有透過機械取栓術或 tPA 進行的靜脈血栓溶解治療被視為有效且經核准的急性缺血性中風治療方法，仍未出現可以改善病程進展的療法。[64]。

近來，氫分子的潛在療效已成為中風治療的焦點。2007年，Ohsawa 等人首次說明氫分子於醫學／生物科學領域的可能應用[52]。由於他們依據先前的研究假設氫分子可能與自由基反應[59,42]，故使用腦缺血／再灌流老鼠模型，因為過程中會產生活性氧類（ROS）以誘導強烈的氧化壓力，從而導致 DNA 碎裂、脂質過氧化、功能性蛋白失活和細胞死亡，此乃腦損傷的主因之一[40,16]（圖一）。

氫分子，即氫氣或 $H_2$，具有雙原子、中性與非極性特性，小分子量僅為 2 道爾頓（Da）。上述特性使氫分子能夠迅速擴散穿透組織，輕鬆穿透生物膜，進入細胞和亞細胞區室，如粒線體、內質網和細胞核等氧化壓力發生和產生影響的主要部位，並與中風等重大疾病的組織缺血／再灌流損傷密切相關（圖二）。重要的是，氫分子穿透血腦障壁（BBB）的

能力對於腦病治療非常關鍵。氫分子的療效與抗氧化、抗發炎、抗凋亡功能有關，且未發現對細胞和動物產生不良副作用[3]。

目前，氫分子治療對發炎性疾病[66]、代謝症候群[37,57]、糖尿病[46]、神經退化性疾病[2]、神經肌肉疾病[20]、心血管疾病[21,69]、腎臟疾病[38]和惡性疾病[45]等諸多疾病被視為可能有效，因此氫分子作為治療劑的醫學應用研究如雨後春筍般湧現。在此探討中，我們將重點放在氫分子的治療可行性以及中風期間之保護作用的原始發現。

## ▎中風治療發展的臨床前研究

Ohsawa 等人於 2007 年發表其進行的細胞和動物實驗結果後，氫分子開始被視為一種前景看好的中風治療劑。氧化壓力被誘導至培養細胞中，並加入氫和氧溶解培養基以降低濃度。氫分子似乎會保護細胞，避免 DNA 與脂質氧化，這可分別從 8- 羥基 -2- 脫氧鳥苷（8-OH-dG）和丙二醛（MDA）濃度的下降看出。此外，氫分子也會保護細胞活力。另外，中大腦動脈阻塞老鼠模型顯示氫分子具有保護作用。在麻醉期間吸入氫氣與一氧化二氮（$N_2O$）的混合氣體 2 小時可減少梗塞體積並改善神經系統評分[52]。

使用相同的缺血／再灌流老鼠模型時，於再灌流期間吸入 2 小時的氫氣可減少高血糖老鼠的梗塞體積和出血性轉

化，並改善老鼠的神經功能，這也可能與 Ohsawa 等人以降低 8-OH-dG、4- 羥基壬烯醛和血糖濃度方式所證明的氧化壓力降低有關[52]。有趣的是，吸入氫氣 1 小時只降低出血性轉化，並未減少梗塞體積，這表示治療機制或吸入氫氣所需的劑量可能對這兩種腦部致病變化來說有所不同。臨床上，高血糖與出血性轉化和 tPA 相關顱內出血有關，這些結果指出氫氣治療對於中風患者的治療可能具有臨床重要性[7]。

許多採用中大腦動脈阻塞老鼠模型的研究也顯示氫分子在治療中風方面具有類似效益。這些研究結果均指出氫分子可大幅縮小梗塞體積、減輕腦水腫，並改善神經行為缺損[26,9,27]。

對於輕微型的出血性中風，顱內出血模型和蜘蛛膜下腔出血模型均對氫分子的治療潛力進行過評估。在顱內出血老鼠模型中，與吸入室內空氣的對照組相比，吸入 2% 氫氣 1 小時和 2 小時均出現腦水腫明顯減少及神經功能改善的現象。然而，可能由於治療劑量或持續時間不足，以致治療效果僅能短期維持 72 小時[43]。使用蜘蛛膜下腔出血老鼠模型的結果顯示，穿孔後吸入 2 小時的 2.9% 氫氣可降低氧化壓力[67]，而且在誘發蛛網膜下腔出血後立即（以及在 24 小時後）透過腹腔注射富氫鹽水（5 ml/ kg）對腦血管痙攣有益[22]。

氫分子治療效果的長期評估結果顯示，吸入 1.3% 的氫氣可減輕早期腦損傷，以改良式 Garcia 神經功能缺損評分系

統進行評估[17]、腦水腫和第二天的 S100 蛋白（S100b）和 pJNK 的表現，並進一步改善局部神經性和認知性缺陷等遲發性腦損傷的嚴重程度，以及在第 7 天評估的神經元細胞死亡[35]。遲發性腦損傷被認為是導致蜘蛛膜下腔出血而死亡和發病的最重要原因[62]，故該研究具重要的臨床意義。

### 在中風患者方面的應用

為了進行氫分子治療的安全性檢查，本研究招募 13 名急性缺血性中風患者，依據患者的共病條件，讓他們吸入氫氣或經由靜脈注射富氫溶液，使其達到可檢測／可接受的血氫濃度後，對其進行血氫濃度和一致性評估[53]。

血氫濃度在 20 分鐘內迅速增加，達到約 10 至 20 $\mu$M/L 的高原濃度。動脈和靜脈的血液濃度在停止供應氫氣後的 6 至 8 分鐘內分別降至高原濃度的 10% 和 50% 以下；靜脈氫濃度則在停止供應氫氣後的 18 分鐘內降至 10%。經氫分子治療後，體溫、血壓、脈搏、氧氣濃度相關參數、二氧化碳相關指數、鹼超量相關指數等生理參數均未發生變化[53]。

一項前瞻性、開放式、非隨機及單臂式的臨床研究將 38 名在發病後的 72 小時內因急性缺血性中風而住院的患者納入研究，以評估氫分子在臨床實務中的安全性和有效性[49]。除了每日服用兩次依達拉奉（Edaravone，一種抗氧化藥物）之外，也施予靜脈注射富氫葡萄糖電解質溶液。若有患者在

3 小時內發病，則所有患者需皆接受包括 tPA 在內的常規中風照護，因而必須開始對患者施以富氫溶液注射。

美國國家衛生研究院腦中風評估表（NIHSS）、巴氏量表和改良式雷氏量表（mRS）皆在為期 90 天的研究期間呈現穩定改善結果，這證明氫分子對急性缺血性中風患者治療安全無虞。住院後 90 天內的血液和尿液檢查、胸部 X 光或心電圖（ECG）均未出現惡化[49]。

一項隨機對照臨床試驗招募 50 名輕度至中度中風患者，其中 25 名患者透過面罩供應 3% 的氫氣，每天兩次，持續 7天，每次 1 小時，治療時間窗為 6 至 24 小時，另外 25 名患者則做為對照組[54]，接受指引建議治療。分別以美國國家衛生研究院腦中風評估表和擴散加權核磁共振進行評估之後發現，與最初 7 天接受傳統靜脈藥物治療的對照組相比，氫分子治療改善了神經功能並減少腦梗塞體積。未發生臨床上的嚴重不良事件[54]。

## 給藥途徑

在這些臨床前研究和臨床研究中，吸入氫氣是最常見的給藥途徑。氫分子與其他醫用氣體（例如吸入麻醉劑）具有低反應性，因此可以將其混入常規臨床程序中與其他藥物併用，而不需做任何修改，這使氫分子治療可以順利融入醫療程序[53]。其他途徑也經過評估及報告。靜脈注射富氫液體

已在急性腦缺血患者中經過測試[49]、在缺氧缺血性腦損傷老鼠模型中進行腹腔灌流富氫液體的結果顯示該液體具有神經保護作用[2]、含氫眼藥水在視網膜缺血再灌流損傷的老鼠模型中展現保護能力[51]，代謝症候群的隨機對照試驗則發現，每日飲用 3 次富氫水可大幅減少代謝症候群中代謝指標與發炎指標的危險因子[37]。

然而，吸入途徑可以達到最高的氫分子血清濃度[41]。鑑於許多急性臨床情況均禁止體液過量，且中風患者通常有心肺疾病，有時甚至出現腎功能異常，故應避免體液過多。因此，若未發現其他臨床和實務問題，應優先考量吸入給藥途徑。舉例來說，慢性阻塞性肺病患者可能必須使用富氫溶液靜脈輸注，而非吸入氫氣，因為吸入氫氣後會導致血液中的氫氣濃度過低而導致肺充血更嚴重[53]。

**安全性與劑量**

在嘗試將氫分子和其知識應用於臨床之前，需事先確認其安全性。一項針對健康成人進行的前瞻性研究指出，經由高 – 低流量鼻導管吸入 2.4% 的氫氣是安全的，且未觀察到臨床上的嚴重不良事件，這表示氫分子具有良好的耐受性[12]。與基線相比，氫分子在症狀、肺功能、12 導程心電圖、簡短智能測驗、神經系統檢驗和血清檢測方面皆未發現隨著時間呈現明顯變化[12]。此外，許多早期臨床研究和試驗已

證明氫分子治療中風患者的功效和安全性。

在一項急性缺血性中風患者的非隨機研究中，患者接受包括使用 tPA 和輔助性富氫溶液靜脈輸注在內的標準照護治療，結果並未在血液和尿液檢查、胸部 X 光照或心電圖中觀察到惡化情況[49]。接受 tPA 治療的患者均未出現症狀性顱內出血，僅有 36.4% 的患者出現早期再通情況、18.2% 的患者發生出血性轉化[49]，這表示 tPA 與氫分子的組合可能比依達拉奉（edaravone）與 tPA 的組合更加安全，因為有 5%的患者出現症狀性顱內出血、37.5% 的患者出現早期再通現象、62.5% 的患者發生出血性轉化[34]。在一項隨機臨床試驗中，即使該研究的大多數患者皆為 75 歲以上老人，患者在吸入氫氣後與基線相比並未發現明顯差異，其血液、肝、腎、胰、心肌酶和電解質指標均穩定[54]。

氫分子的給藥劑量和持續時間會因研究而異。考量安全問題，大多數研究使用最高達 4% 的濃度。然而，並未發現氫分子產生劑量依賴性效應。此外，通常每項研究只會評估一種劑量，因此可為氫分子提供最佳條件，而氫分子在目標器官或組織中的有效治療劑量可能需要透過對多種劑量、持續時間和給藥方式的直接比較做進一步的研究。Liu 等人[41]使用氣密式引流管和高品質感測器氣相層析儀進行估計研究，目的是提供老鼠模型接受氫分子治療後的組織濃度基本資訊。該研究對口服超富氫水、腹腔和靜脈輸注超富氫鹽水，

以及吸入氫分子進行評估。血液和組織中的氫濃度取決於提供的劑量。此外，Liu 等人發現，吸入途徑達到濃度峰值的時間為 30 分鐘，比起其他給藥途徑來得慢，相較之下，口服和腹腔給藥所需時間為 5 分鐘，而靜脈輸注給藥則為 1 分鐘，不過，吸入給藥後的濃度維持不變，這代表氫氣吸入與其他給藥方式相比具有更佳的持續性[41]。

根據該資訊，臨床醫師和研究人員可針對其治療或研究的各種特定目的選擇不同的給藥途徑和劑量。例如處理急性或慢性健康狀態需採取不同策略。對於中風患者，每日兩次靜脈輸注 200mL、最高 1.6ppm 的氫氣飽和溶液[49]、透過呼吸器施予 4% 的氫氣[53]、每日兩次透過非再吸入型面罩施予 3% 的氫氣 1 小時，持續 7 日[54]等方案皆已通過測試並安全獲得良好結果。高濃度（66.7%）的氫氣可大幅減少梗塞面積和腦水腫，並改善缺血性中風老鼠模型的神經功能[26,9]，但據我們所知，該濃度尚未進行人體評估。

**機制**

氫分子能夠調節幾種重要的身體功能，包括還原和氧化、免疫反應和細胞死亡（圖三）。其相關分子、途徑和機制的數量極為龐大。從一個模型或系統中發現的結果也可能在另一個模型或系統中出現，而關於中風的具體機制研究可能還不足以描繪出相對完整的情況。因此，我們不僅呈現與

中風直接相關的研究，還會將我們從中風以外的模型中發現的結果納入，以便詳細描述並作出總結，在機制層面更清楚地解釋氫分子對疾病治療的貢獻。

## 抗氧化作用

2007 年，Ohsawa 等人首次對氫分子在醫學領域的保護和治療作用提出報告[52]。在本研究中，氫分子對氧化壓力狀態的影響於體外細胞培養模型和老鼠缺血 / 再灌流模型中受到評估。氫分子是一種抗氧化劑，可選擇性地還原最具細胞毒性的 ROS 氫氧自由基（OH）和過氧亞硝酸鹽（$ONOO^-$），但不能還原過氧化氫（$H_2O_2$）、一氧化氮（NO）和超氧陰離子自由基（$O_2^-$）[52]。氫分子不僅是一種具有選擇性的自由基清除劑，也被視為調節氧化還原信號通路的信號調節劑。抗氧化系統由氫分子（包括超氧化物歧化酶（SOD）、過氧化氫酶、髓過氧化物酶[31]和血紅素加氧酶-1（HO-1）誘導[63,25]（圖四）。

線粒體是內源性活性氧的主要來源，因此是氧化壓力相關疾病的治療標靶（圖五）。氫分子可抑制超氧化物的產生[28]，藉由增加線粒體膜電位的表現和釋放三磷酸腺苷（ATP）來改善線粒體功能[65]。在壓力下，氫分子可以活化自噬機制，清除受損或功能失調的細胞溶質成分，以減少壓力源[50,6]。當這種保護過程發生功能障礙時，可能會導

致線粒體功能受損[34]。一些研究顯示，氫分子可明顯減弱自噬作用[68]，不過，也有研究指出氫分子會上調自噬機制[2,30]。氫分子在線粒體相關自噬中的實際作用依然存在爭議。

　　近期的一項代謝體學研究透過超高效能液相層析儀搭配飛行時間質譜儀（UPLC-QTOF/MS），對缺血性中風老鼠模型中以氫分子治療後的代謝物變化進行分析。路徑分析結果顯示，代謝路徑集中在與氧化壓力過程相關的路徑上，包括穀胱甘肽路徑、牛磺酸路徑、線粒體能量代謝和磷脂代謝。這些結果進一步指出，氫分子的療效來自缺血／再灌流過程中氧化壓力的減少，且提供更多相關機制的詳細資料[9]。

## 抗發炎反應

　　許多研究顯示，發炎是中風的其中一個發病機制。血腦障壁完整性的破壞與發炎有關，而且會引起功能障礙，導致腦損傷。循環免疫細胞浸潤發生在腦梗塞部位，包括單核細胞和巨噬細胞前體[10]，而且腦內巨噬細胞、小神經膠質細胞在中風發作後會迅速被活化[4,19]。此外，促發炎細胞趨化因子（例如 IL-6 和 TNF-$\alpha$）從血流到大腦的輸送與腦損傷風險的增加有關[58]。較嚴重的初期發炎反應可能表示神經元在慢性期較難恢復，而且會導致明顯較差的結果[47,14,15]。因此，抗炎治療近期受到深入評估，不過，沒有任何一項評

估在臨床上獲得成功。

　　為了確定中風的可能原因，以便使治療策略更臻完善，人們注意到發炎在中風發病機制中具有雙重作用，而最重要、最複雜的作用對中風後的小神經膠質細胞而言猶如雙面刃[31,55,4]。小神經膠質細胞一旦被活化，可能會分泌促炎和抗炎信號介質，並根據微環境和小神經膠質細胞接收到的信號來發揮使中風損傷惡化或修復的作用[1,14,15]。

　　小神經膠質細胞可能會極化為不同的 M1 和 M2 表型[24]。M1 小神經膠質細胞可發揮促炎作用，並與抑制大腦修復和腦損傷惡化有關，而 M2 小神經膠質細胞則可促進抗炎和依序恢復[55]，研究指出小神經膠質細胞極化在中風治療方面可發揮關鍵作用[36]。在老鼠中大腦動脈阻塞模型中，高濃度（66.7%）的氫氣會抑制小神經膠質細胞的活化，將小神經膠質細胞極化為抗炎 M2 表型，減少促炎介質 IL-1、IL-6、高遷移率族蛋白 B1 和 TNF-$\alpha$ 的產生，並增加抗炎細胞因子類胰島素生長因子 1、IL-10 和血管內皮生長因子的產生。研究亦發現有利的結果，包括缺血／再灌流腦損傷減輕，以及神經行為缺陷獲得改善[27]。

　　迄今為止，我們已得知許多與小神經膠質細胞極化調節有關的路徑，包括模型識別受體、細胞因子受體、趨化因子受體[14,15]、神經傳導物質受體[33]、TREM2 受體[60]，磷脂酰絲氨酸受體[44]、清道夫受體[5]。為了對氫分子的臨

床應用免疫調節策略進行微調，迫切需要針對中風期間與小神經膠質細胞有關的機制進行更多研究。

## 抗細胞凋亡

PI3K/Akt/GSK3 信號通路可調節腦缺血 / 再灌流腦損傷中的細胞存活和凋亡[61,39]。越來越多證據顯示，氫分子對PI3K/Akt/GSK3 信號通路的調節與其保護作用相關。透過抑制 PI3K/Akt/GSK3 信號通路給予富氫鹽水後，缺血 / 再灌流之後發生腦微血管內皮細胞凋亡的現象便減少。

Akt 和 GSK3 活性被下調，Akt 激酶就會被去活以抑制活性氧的產生，並將 Ras-ERK1/2-MEK1/2 路徑去活[10,8]。氫分子可能在該路徑中發揮雙向調節作用。透過活化 miR-21/PI3K/Akt/GSK-3 信號通路，神經元中的 pAkt 和 pGSK3 $\beta$ 濃度增加，氫分子藉由減少神經損傷和細胞凋亡來對抗蛛網膜下腔出血引發的早期腦損傷，而添加 PI3K 抑製劑 Ly294002 則會抑制氫分子的益處[23]。

## 討論

氫分子是一種前景看好的中風治療選擇。現有資料顯示氫分子具有減少大腦梗塞體積、腦水腫和腦損傷嚴重程度，以及改善動物模型和中風患者的神經細胞活力和神經功能的功效。氫分子治療具有安全性高、使用方便等特性，可順利

融入常規照護流程，進一步擴大適用群體。由於急性缺血性腦中風患者的隨機對照臨床試驗呈現良好結果，因此迫切需要依據臨床和機械知識進一步優化氫分子治療的劑量、持續時間、給藥方式等條件，以便為腦中風患者提供更好的照護。

## ▌圖解說明

### 圖一、中風致病機轉

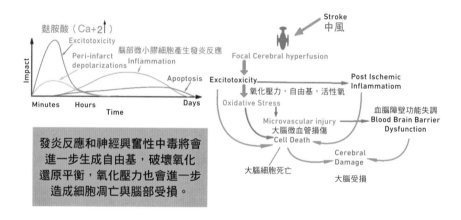

中風急性期所誘導的發炎反應和神經興奮性中毒導致過量自由基生成，氧化壓力失衡也會進一步促使腦神經細胞死亡，大腦損傷。此外，慢性中風階段也與發炎反應和氧化壓力息息相關。

## 圖二、中風致病機轉

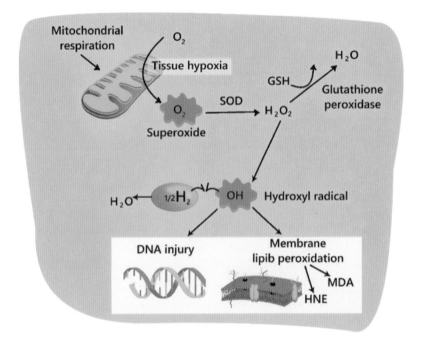

急性期中風所誘導的發炎反應，會產生活性氧類（ROS）以誘導強烈的氧化壓力，從而導致 DNA 碎裂、脂質過氧化、功能性蛋白失活和細胞死亡，氫分子能夠迅速擴散穿透組織，輕鬆穿透生物膜，進入細胞和亞細胞區室，如粒線體、內質網和細胞核等由 $H_2O_2$ 所產生 OH，氧化壓力發生中和化學反應產生水並降低自由基所產生的傷害，所以氫分子與中風等重大疾病的組織缺血／再灌流損傷密切相關。

## 圖三、氫氣可能成為中風的輔助治療方案

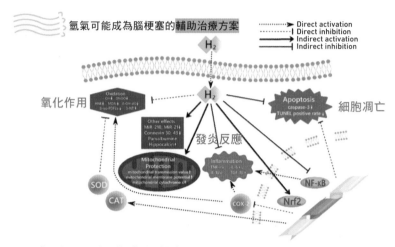

氫分子可能藉由調節氧化還原的平衡、保護粒線體、降低發炎反應、以及抑制細胞凋亡，進而達到減緩甚至改善症狀的功效。

## 圖四、氫分子與人體內氧化還原路徑

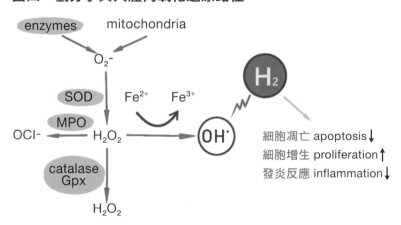

人體代謝過程中會產生超氧陰離子自由基（$O_2^-$）、過氧化氫（$H_2O_2$）、一氧化氮（NO）、次氯酸根離子（ClO）、以及氫氧自由基（OH$^-$）等過氧化物。氫分子能夠選擇性的將細胞毒性最強的氫氧自由基（OH$^-$）還原產生水，並降低中風所產生細胞凋亡、產生細胞增生與發炎反應下降。

### 圖五、氫分子作用於粒腺體內的抗氧化機制假設

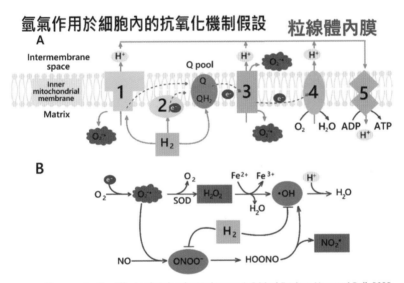

Neuroprotective Effects of Molecular Hydrogen: A Critical Review. Neurosci Bull. 2022

　　粒線體經由電子傳遞鏈產生細胞能量 ATP 的過程中會產生過氧化物，傳統理論（B）認為氫分子能夠直接中和氫

氧自由基（OH⁻）和過氧亞硝酸鹽（ONOO⁻）達到清除者的功能；新的一種理論（A）則發現氫分子可能扮演了整流器的角色，作用於電子傳遞鏈的泛醌池（Ubiquinone pool, Q pool），進而降低過氧化物的生成。

# 第 10 章

氫分子有多重要，
耳鼻喉科醫師也知道！

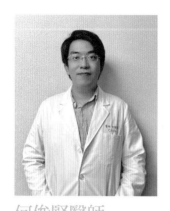
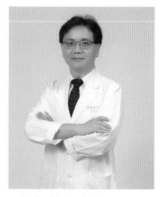

## 何俊賢醫師

高雄長庚醫院耳鼻喉部
主治醫師

鳳山醫院耳鼻喉科 主治
醫師

## 羅盛典醫師

臺灣氫分子醫療促進協會 理事

2019.6 韓國峨山 Asan 醫學中心進修

美國賓州匹茲堡大學醫學中心（UPMC, 鼻科
及顱底中心 , 2013-2014）International Visiting
Scholar

高雄 / 林口長庚醫院實習醫師、年度優良
實習醫師

美國外科學院 院士（FACS）

高雄長庚醫院耳鼻喉部 鼻科副教授

台灣鼻科醫學會 監事

台灣過敏氣喘暨臨床免疫醫學會 副秘書長

台灣顏面整形重建外科醫學會 常務監事

台灣顱底外科醫學會 教育委員會主任委員

財團法人癌症希望基金會 董事

美國耳鼻喉頭頸外科醫學會（AAO-HNS）
鼻科委員會委員

美國鼻科醫學會（ARS）國際事務委員會委員

台灣耳鼻喉頭頸外科醫學會 國際事務委員
會、編輯委員會暨甄審委員會委員

長庚大學、正修科技大學部定教職

氫是一種無色、無味、不具毒性，最基本也最安全的化學元素和原料。在標準溫度和壓力之下，氫形成雙原子分子（$H_2$），可將 $OH^-$ 自由基（體內毒性最強的廢棄物）還原成水，排出體外成為尿液，減少自由基對人體的傷害。人體的重要元素有 63% 是氫，因此氫對於維持人體的生命健康是不可或缺。根據研究報告氫極為細小且具有強大穿透性，容易進入細胞內而達到理想的抗氧化作用，經多年臨床研究證實對人體無害且不殘留體內。氫氣是更穩定、高效的抗氧化劑，對於氧化損傷、炎症反應、細胞凋亡與血管異常增生具有良好的正面影響。

氫目前已被臨床用於許多用途，可以改善情緒、減少焦慮、抵抗過度活躍的交感神經反應。也被用於治療許多疾病，例如異位性皮膚炎、乾草熱、類風濕性關節炎、氣喘、慢性阻塞性肺病、COVID-19 肺炎、憂鬱症、失智症、中風、心搏停止後症候群、蜘蛛膜下腦出血、心肌梗塞、慢性腎病、敗血症、出血性休克、癌症等。

氫可以藉由製氫機將氫加入水中或藉由氣體以吸入的形式進入人體中以達到治療的目的。以下將討論氫用於耳鼻喉科頭頸方面的相關應用。

在耳科的部分，T.kurioka 等人在動物實驗中發現，對於噪音型聽力損失的動物，吸入氫氣可以使聽力損失改善，改善聽力的域值，並且對於耳蝸的外毛細胞的存活率也有幫

助，此篇研究顯示自由基對於聽力損失確實造成影響，吸入氫氣可以幫助減少自由基，改善聽力損失[1]。Kikkawa 等人在老鼠實驗中，研究 Cisplatin 造成的聽力損失和氫氣的關係。Cisplatin 是常用於治療癌症的化療藥物，但是 Cisplatin 也會造成內耳產生自由基，傷害耳蝸內的毛細胞，造成聽力損失。在吸入氫氣後，耳蝸內的毛細胞保存比教多。此外，在吸入氫氣後，耳蝸螺旋神經節內的自由基也變少[2]。

　　Fransson 等人利用豬隻做動物實驗，研究噪音型聽力損失和吸入氫氣的關係。研究結果顯示，吸入氫的豬隻其噪音型聽力損失的聽力閾值較低、其耳蝸的外毛細胞保存也比較多。Qu 等人利用動物實驗研究 Cisplatin 造成的聽力損失和吸入性氫氣的關係。研究結果顯示，吸入性氫氣可以降低 Cisplatin 造成的聽力損失，也減少耳蝸毛細胞的喪失。Cisplatin 會使血液中及耳蝸中的 malondialdehyde （MDA）和 8-iso-prostaglandin F2a（8- iso-PGF2a）增加，而吸入性氫氣可以降低這兩者的濃度[3]。

　　在耳科方面，氫氣在許多動物實驗中已被認為可以改善噪音型聽損和 Cisplatin 造成的聽損，但是在人體上目前仍無明顯證據，未來更多的研究可以幫助我們更加了解氫氣對於人類聽力的幫助。

　　在鼻科的部分，Fang 等人研究吸入氫氣對於過敏性鼻炎的影響。他們利用老鼠作為動物實驗，使過敏性鼻炎

的老鼠吸入氫氣，在研究中，吸入氫氣可以使鼻黏膜的發炎細胞減少，並且減少血液中的 IL-5、IL-13、monocyte chemoattractant protein-1。吸入性氫氣也減少過敏性鼻炎的老鼠的體重減輕。此篇研究顯示吸入性氫氣可以治療老鼠的過敏性鼻炎，未來也許經過更多研究之後，有機會應用於過敏性鼻炎的病人上[4]。Zhao 等人利用豬隻做動物實驗，研究氫氣和過敏性鼻炎的關係。在過敏性鼻炎的組別，打噴嚏、搔癢、血液中的 IgE、IL-4、IL-13 比對照組高。在經過加氫生理食鹽水治療的過敏性鼻炎豬隻，噴嚏、搔癢、血液中的 IgE、IL-4、IL-13 有明顯的降低，鼻粘膜的 IL-4、IL-13 mRNA 也明顯變少。此篇研究顯示氫可以有效降低過敏性鼻炎的 IL-4、IL-13[5]。

在鼻科方面，動物實驗也證實氫氣對於過敏性鼻炎有幫助，但於人體上亦尚無實證來證明，需要以後更多的研究。

在喉科的部分，Zhang 等人研究吸入氫氣對於氣喘的影響。氧化壓力對於造成氣喘的病理機制是非常重要的，而氫氣具有抗氧化的功能。他們利用老鼠做動物實驗，在吸入氫氣後，氣喘老鼠的肺部阻力明顯減少，氣喘老鼠體內的發炎反應以及杯細胞的增生也同時減少。吸入性氫氣也使肺泡沖洗液內的嗜酸性球及淋巴球減少，增加肺泡沖洗液的 IL-4、IL-13、TNF-$\alpha$、CXCL15 及減少血漿內的 IL-4。此研究顯示吸入氫氣可以增進氣喘老鼠的肺功能且減少呼吸道的發炎反

應，也許將來吸入性氫氣有機會用於治療人類氣喘疾病[6]。

Huang 等人研究氫氣和氣喘的關係。過去研究顯示，氧化壓力增加導致肺泡的巨噬細胞功能變差，導致氣喘的產生。氫氣有抗氧化的功能，也許可以用來治療氣喘。他們利用老鼠做動物實驗，給予連續七天的吸入氫氣治療，利用支氣管肺泡沖洗液評估巨噬細胞功能。研究結果顯示，氣喘的老鼠其巨噬細胞功能較沒有氣喘的老鼠差，而吸入氫氣可以使氣喘老鼠的巨噬細胞功能改善。此外，吸入氫氣可以減少呼吸道的過度反應、發炎、杯狀細胞增生，也減低 TH2 反應、IL-4、IgE。吸入氫氣可以抑制 NF-kB 活性，增加 Nrf2 活性[7]。

Wang 等人研究吸入氫氣和氣喘及慢性阻塞性肺病的關係，研究吸入氫氣前後血液中以及呼吸冷凝液中的 granulocyte-macrophage colony stimulating factor、interferon-r、IL-1B、IL-2、IL-4、IL-6 等。研究結果顯示，吸入氫氣可以降低 monocyte chemotactic protein 1 在氣喘以及慢性阻塞性肺病的病人中，降低 IL-8 在氣喘的病人中，降低呼吸冷凝液中的 IL-4 及 IL-6 於氣喘以及慢性阻塞性肺病的病人中。此研究顯示吸入氫氣可以有效減少氣喘及慢性阻塞性肺病呼吸道的發炎反應[8]。Lu 等人利用老鼠做動物實驗，研究吸入氫氣和抽菸導致的慢性阻塞性肺病的關係。研究結果顯示，吸入氫氣可以改善肺功能、減少肺氣腫、減少呼吸道發炎反應[9]。

在喉科方面,氫氣於一些動物及人體實驗中被認為可以改善氣喘以及慢性阻塞性肺病,但仍需更多的臨床實驗來證實其可用性。

在癌症的部分,Chen 等人收集 82 位第三期即第四期癌症的病人,利用吸入性氫氣做治療,在四週的吸入性氫氧治療後,病人的症狀(如:疲倦、失眠、厭食、疼痛)有顯著的改善。41.5% 的病人身體狀態有改善,改善最好的是肺癌的病人,最差的是胰臟癌及婦科癌症的病人。36.2% 的病人在吸入氫氣治療後 13~45 天腫瘤指數有下降,改善最多的是肺癌,改善最少的是胰臟癌及肝癌。57.5% 的病人在吸入氫氣 21~80 天後獲得控制,第三期癌症的控制率較第四期佳,控制率最差的是胰臟癌。此研究顯示,吸入性氫治療不僅可以改善癌症病人的生活品質,也可以控制癌症的生長,而且是一種簡單、低成本、副作用少的治療方式[10]。

Hirano 等人研究吸入性氫氣和輻射線造成的骨壞死之間的關係,在許多的癌症治療中,放射線治療(intensity-modulated radiation therapy, IMRT)是一種很常用來治療癌症的方式,然而放射線治療有很高的機會造成骨髓損傷,此篇研究利用吸入性氫氣治療放射線造成的骨髓損傷,並研究其效益。他們共收集 23 位病人進行研究,7 位為對照組,16 位為實驗組。對照組在放射治療後接受微量的高壓氧治療,實驗組接受氫氧治療。研究結果顯示,兩組對於腫瘤的治療

效果無差異。在周邊血液檢查中，紅血球、血紅素、血球容積比在兩組沒有差異，然而在白血球及血小板方面，實驗組較能有效減少血球的喪失。此篇研究顯示，吸入氫治療是一個可以治療放射線造成骨髓損傷的方式，且對於癌症治療並沒有影響[11]。

　　Akagi 等人收集 55 位第四期大腸直腸癌的病人，研究吸入性氫和 CD8 T cell 的關係。體內 CD8 T cell 的功能越差的話，癌症的預後越不好。此篇研究結果顯示，吸入氫治療可以幫助體內 CD8 T cell 的功能，而且對於癌症的存活率有幫助。Meng 等人研究吸入氫氣治療和非小細胞肺癌的關係。研究結果顯示，吸入氫氣治療可以抑制 CD47 和 CDC42 的表現，且可以有效抑制非小細胞肺癌細胞的增生、侵犯、移動[12]。Liu 等人研究吸入氫氣和肺癌的關係，研究結果顯示氫氣可以抑制 STAT3/Bcl2 訊號的活性，進而促進肺癌細胞的凋亡及自噬[13]。

　　Chu 等人研究吸入氫氣和子宮頸癌的關係。研究結果顯示，吸入氫氣治療可以增加腫瘤細胞的細胞凋亡，並且減少腫瘤細胞的增生[14]。Wang 等人研究氫氣和肺癌的關係，研究結果顯示氫氣可以抑制腫瘤細胞的存活、增生及移動，氫氣也可以降低 NIBPL、SMC3、SMC5、SMC6、CYCLIN D1、CDK4、CDK6 的表現。在動物實驗中，氫氣組的腫瘤大小比對照組小，但是較 Cisplatin 組大。Ki-67、VEGF、

SMC3 的表現在氫氣組和 Cisplatin 組都有明顯的下降，尤其是在 Cisplatin 組。此篇研究顯示氫氣也許是一種可以治療肺癌的方法[15]。Zhu 等人研究氫氣和胃癌的關係，研究結果顯示氫氣可以抑制胃癌的生長[16]。

Kaibori 等人研究接受肝切除術後的病人，吸入氫氣和生活品質的關係。過去針對吸入氫氣的研究，多數是使用動物實驗，本篇研究使用人體作為實驗，研究接受肝切除術後的病人。他們將病人分為肝切除後吸氫氣和吸一般空氣兩組，評估兩組病人的生活品質、併發症、疼痛、飲食、肝功能、發炎反應等。目前此實驗仍在研究中，預計於 2023 年有結果，屆時也許可以告訴我們吸入氫氣的更多用途[17]。

在癌症方面，氫氣已被用於治療許多癌症，但對於頭頸癌方面仍欠缺研究，也許未來更多的臨床研究可以告訴我們氫氣和頭頸癌的關聯性。

縱觀耳鼻喉頭頸和氫氣的關係，目前氫氣已於許多動物實驗被證實可以改善耳鼻喉的相關疾病，但是人體試驗仍然相當缺乏，期許未來更多的人體試驗可以讓我們更加了解氫氣和耳鼻喉頭頸的關聯性。

# 第 11 章

氫氣吸入對改善癌症
疲憊的可能角色

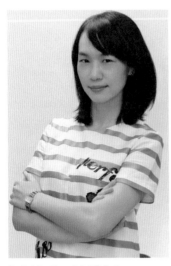

周碧玲 副教授

臺灣高雄醫學大學護理學系 副教授
科技部與教育部計畫主持人
和信治癌中心護理師
中華民國腫瘤護理師
腫瘤護理學會初階、進階、與個案管理師訓練課程講師
專科護理師學會專師標準訓練課程講師
台灣護理學會實證照護知識館審查委員

社會大眾幾乎都聞癌色變，除了癌症始終蟬聯十大死因榜首外，因為罹患癌症與繼之而來治療產生的副作用與痛苦往往造成病人與家屬極大的身心壓力與影響生活品質。根據衛福部最新公布的國人十大死因資料顯示，癌症已經連續四十年蟬聯第一名，2021 年癌症死亡人數為 5 萬 1,656 人，占總死亡人數 28.0%，死亡率及標準化死亡率均同時增加；顯示癌症對國人的健康威脅影響甚鉅。在現今的抗癌治療中，除了注重提升治療的有效性、強調個人化精準治療、維持存活率外；更加重視的是如何有效處理，病人因為癌症本身以及因為接受抗癌治療，包括化學治療、放射線治療、標靶治療，基因以及免疫治療所帶來的副作用跟合併症。罹癌之後病人常常因為腫瘤本身或治療合併症承受症狀困擾的衝擊，影響睡眠休息，不堪其苦。

這些症狀困擾包括疼痛、疲憊、睡眠困擾、噁心、嘔吐、嗜睡、憂鬱等等，嚴重衝擊病人的生活品質。症狀困擾並不是單獨造成病人的身心負荷而已，越來越多的研究顯示，症狀困擾更進而影響了病人的存活期；意即承受了愈多症狀困擾的病人，之後的存活期也可能越差。因此有效的症狀處置不論對病人而言或醫療人員來說，都是相當重要亟待重視的。諸多的症狀困擾中，疲憊是病人最常遭遇的一個症狀，有別於每個人多多少少覺得很累、沒有活力這種現象和抱怨；其實癌症疲憊，是具有相當清楚的概念與定義特徵，已經具

有客觀的醫療的定義與診斷標準，並且有一系列對應的治療準則。然而，到目前為止，疲憊也是病人常常忽略，以及不知道應該報告以及主訴的症狀。在現在的醫療情境裡，疲憊往往還是容易讓病人所忽略的一個症狀，常常會讓病人低於報告，在醫療端也往往被低於診斷以及未被積極所處理。

## █ 癌症疲憊（fatigue）

其實疲憊並不是一個新興的概念，在很多的研究都有類似疲憊的這樣的一個症狀描述。疲憊在不同領域與學門可能代表不同的症狀和病因，包括肌痛性腦脊髓炎（Myalgic encephalomyelitis, ME）、癌症疲憊（cancer related fatigue）、運動疲憊、心理疲憊等等。廣義上講，疲憊可分為自我感知的疲憊感（包括睡眠問題、抑鬱感、疲倦感）和身體疲憊感。包括新型冠狀肺炎疫情的期間，很多病人痊癒康復，然而研究發現病人在康復之後會產生所謂的長期新冠肺炎症候群，名為 Long Covid-19 syndrome。所謂的長期新冠肺炎症候群症狀，它包括了全身廣泛性的疲倦、肌肉痠痛、睡眠的障礙、憂慮、焦慮、頭痛、以及認知功能的下降。

這樣的症狀表現跟以前所謂的慢性疲憊症候群，以及纖維肌痛症的病人非常類似。因此醫療人員也開始重視病人在罹患新型冠狀肺炎康復後，所產生的長期新冠症候群所帶來的困擾與痛苦。開始尋求一切策略來試圖改善長期新冠症候

群。因此癌症疲憊並不是一個新興的概念，其實跟我們在不同的學科所聽到的，慢性疲憊症候群，纖維肌痛症其實是相當類似的一些症狀表現。在本文是將癌症疲憊定義為，具有癌症的診斷，因癌症本身，或／與接受抗癌治療後所產生疲憊的症狀。

根據美國國家癌症資訊網（National Comprehensive Cancer Network, NCCN），所出版的癌症疲憊照護指引中的定義，癌症疲憊是一種令人痛苦的持續的、主觀的身體、情緒、並合併認知疲勞或精疲力竭的一種現象。癌症本身和癌症治療相關，與病人最近的活動是不成比例的，而且影響了病人的日常活動功能。癌症疲憊它是一個多層面的症狀，具有多層面的一個特質，因此更需要系統的以及全面的進行評估。有些學者提出癌症疲憊包含身體、心理、靈性、社會等層面的影響；與一般大家所認知到的典型的疲倦是相當不同的。癌症疲憊是不能透過休息與睡眠來獲得改善，也就是說，如同上面的定義所描述的，並不會因為覺得沒有從事過多的活動和勞動就不會感到疲憊，病人可能沒有經歷大量的持續的活動工作，但是仍然會感受到癌症疲憊，同時這樣的疲憊症狀，是不能夠透過休息與睡眠來得到改善。

癌症疲憊是一個在醫學上需要積極性的來處理的症狀。如何處理癌症疲憊，國外已經發展出版 NCCN 的疲憊照護指引。台灣也已經在 2017 年由台灣癌症安寧緩和醫學會，與

腫瘤護理學會共同出版的了癌症疲憊的臨床治療指引。在這本指引裡面清楚了針對癌症疲憊的定義、評估的時機、評估的工具，以及病人居家可行的一些處置原則。包括藥物跟非藥物的處理策略，可以透過運動、心理社會措施、認知行為治療、睡眠衛生、以及營養處置、必要使用的藥物；以上等等的實證的介入措施可供選擇，並且藉由與跟醫療人員討論自己可能較為適合運用的其中一種或合併多種的介入策略，來有效改善疲憊的症狀。

## ▎癌症疲憊盛行率與影響

　　癌症病人的疲憊盛行率是相當高的，2021 年發表在國際知名「Journal of pain and symptom management」雜誌的研究，一篇系統性文獻回顧與統合分析的研究報告指出，統計由 1993 年至 2020 年間發表的總共 129 篇研究，樣本數包括71,568 病人。癌症病人平均的疲憊盛行率為 49％，在治療期間大約維持在 62％左右。其中年齡與症狀困擾的研究調查期間包括 1996 年到 2000 年進行第一次調查，在這個期間的盛行率是 64％；2016 年到 2020 年進行第二次調查，盛行率是43％。

　　研究結果發現這樣的一個長期大規模的追蹤資料發現，疲憊盛行率是下降的，顯示可能是源自於癌症疲憊越來越被能夠被重視與被解決的成果。其中年齡與盛行率無關，然而，

女性似乎容易經歷較高的疲憊症狀。疲憊是一個相當常見的
症狀以及相當棘手的症狀，會嚴重的影響病人的生活品質；
不管在任何的診斷期別，抗癌任何的階段，甚至影響病人的
生活造成嚴重的身心困擾。

　　上述研究報告顯示癌症疲憊的盛行率日趨下降，但我們
反觀到台灣的情況不是如此。台灣癌症安寧緩和醫學會所出
版的癌症疲憊臨床治療指引，曾經在 2015 年 2 月到 5 月針
對台灣本土疲憊的盛行率，收集從北到南的醫學中心等等 23
家的醫院，針對 1,200 位癌症病人進行癌症疲憊的調查；測
量工具包括，癌因性疲憊的問卷、簡明癌症疲憊量表台灣
版，並加入生活品質量表一起來調查病人的生活品質，也同
時調查了病人的症狀困擾嚴重程度。

　　在這份報告指出，平均有四分之一的病人，有中度以上
的疲憊。就是疲憊的分數大於等於 4 分以上。其中這 1,200
位病人當中，高達 92％具有疲憊的問題。此外，調查顯示
住院病人以及出院的居家病患同時都顯著的經歷了疲憊的困
擾。症狀困擾的前三名的排序，分別是疲憊、失眠、與疼痛；
以 10 分量表來代表疲憊的嚴重程度，總體來看疲憊的平均
的分數是 3 分，失眠是 2.52 分，疼痛是 2.36 分。平均來講
住院的病人症狀困擾的嚴重度會高於居家的病人。大家以往
所認知病人普遍經歷的症狀困擾可能是疼痛或睡眠困擾，但
在這樣的資料顯示第一名是疲憊，跟我們在前面所提到國外

的數據是一致的。

　　普遍來說病人最害怕與最常抱怨的是疼痛，但是對病人來說，他們最覺得困擾的是疲憊的症狀困擾。研究顯示抗癌治療的持續會使得疲憊感一直存在，甚至於治療後仍會持續存在多年，長期疲憊感無法獲得實際解決改善，會影響病人生理狀況、行為反應、造成心理困擾使生活品質降低，進而縮短生命。儘管癌症疲憊的盛行率很高，但病人卻很少得到適當的評估和處理；主要還是源自於病人不知道疲憊是主觀的症狀、甚少主動表達、以及醫療人員對疲憊的認知、評估與處置不足。

　　疲憊有賴於病人的自我報告，難以使用客觀的儀器來辨識察覺；另外病人不知道疲憊是一種需要處置的症狀，或者聽過此名詞但卻不知道其內涵，另外也有部分的認為醫療人員根本無法協助改善。研究中提出病人主動向醫療人員提及疲憊問題僅有 56%；另外有 45% 的病人認為沒有什麼方式是可以改善疲憊症狀的。因此對癌症病人來說如何解決他們的疲憊問題，非常值得重視也相當考驗臨床專業人員。

## 氫氣對改善癌症疲憊的可能角色

　　接下來我們要探討的關於氫氣可能對於改善癌症疲憊症狀的可能機轉以及它的角色。目前氫分子的介入大概包括以下三種方法：吸入氫氣、飲用富氫水、或注射富氫鹽水。大

多數研究基於動物模型，為目前臨床上提供了氫分子在抗癌治療的機制說明。在腫瘤代謝過程中，產生了活性氧（ROS）並造成抗氧化劑系統被激活。高水平的 ROS 會導致氧化損傷甚至細胞死亡，而低水平的也會產生 ROS 作為第二信使來調節許多信號通路並與細胞的發育有關，導致蛋白質構造和功能性改變。在大多數癌細胞中可發現上升的 ROS 水平和對治療的阻抗。幾乎所有腫瘤細胞都存在著較高的 ROS 水平，因此這被視為也是可能的使用的抗癌治療之一。

近年來，具有特定抗氧化劑作為潛在療法引起了廣泛關注，因為它們減少活性氧形成和癌細胞進展的能力。在這些保護機制裡，氫分子具有獨特的性質。它有助於細胞中的抗氧化防禦，因為它能清除羥基自由基，這是最具細胞毒性的一種 ROS。氫氣是穩定且高效的抗氧化劑，可以直接與活性自由基反應並破壞它們。主要機轉可活化粒線體、去除氫氧自由基（壞活性氧），減少組織發炎。粒線體是人體的細胞能量工廠。癌症病人因腫瘤本身、接受全身性化學治療、放射線治療等等都會導致體內的粒線體活化下降、三磷酸腺苷（adenosine triphosphate, ATP）再生不足。

因此影響能量轉換功能、甚至內分泌激素分泌失調、睡眠週期改變、導致疲憊、睡眠障礙等症狀困擾影響了生活品質。放射線治療是藉由高能量輻射線去殺死癌細胞，會短暫釋放出自由基；氫氣可活化細胞代謝，增加細胞製造自由基

清除效率，進而殺害活性氧化物，減少化學治療與化學治療等副作用與症狀不適。

接受癌症放射治療後，尤其是在心臟中，電離輻射會導致正常組織受到損傷；這些放射性毒性作用主要與 ROS 的產生有關，ROS 會損害各種細胞。由於氫分子能夠減少 ROS 的產生，因此氫分子介入可能是一種有效可改善心臟毒性方式。目前也常使用一種化療藥物順鉑用於治療各種腫瘤。然而，因為其高劑量治療會造成腎臟毒性作用因此也造成使用上的限制。順鉑相關毒性導致刺激 ROS 的產生和腎臟脂質過氧化，引發器官損傷。因此，一直在努力確定具有抗氧化劑的試劑的保護作用可以減少順鉑引起的不良反應。目前動物在實驗研究中顯示氫分子可能的保護作用：不論是吸入氫氣與飲用氫水發現對小鼠的腎毒性有減輕，在不影響抗癌治療情況下能改善由順鉑治療引起的體重減輕與死亡率。

目前針對改善癌症疲憊的許多策略中，規律運動是實證證據等級非常高且顯示能顯著改善疲憊的一種措施；其中的改善機轉是透過運動可以減緩老化對粒線體的影響，運動會影響基因活性；特別是運動可使健康粒線體的活性增加，前文曾經提及，體內的粒線體活化下降、ATP 再生不足；因此影響能量轉換功能與癌症症狀困擾的產生有關，而運動因促進粒線體功能活化改善繼而改善了疲憊的症狀困擾。氫分子最主要可活化粒線體、去除氫氧自由基；因此透過氫氣的吸

入應可達到上述改善癌症疲憊的效益。

　　近期發表在國際學術期刊的一篇研究，以 82 名癌症三至四期的肺癌、肝癌、胰臟癌病人作為研究對象。這些病人對常規的治療反應不佳，或是由於全身狀況和疾病而無法接受常規治療，或拒絕常規治療；同時具有症狀困擾，如疲勞、失眠和疼痛；以及無明顯心、腦、肺、腎功能衰竭及精神異常等狀況。研究結果發現，在經由持續介入氫氣 4 週，每天至少吸入 3 小時（氫氣 66.7%，氧氣 33.3%）後，以癌症病患生活品質核心問卷（EORTC QLQ-C30）進行問卷調查。病人在吸入前後的疲憊、疼痛、食慾不振、便秘和腹瀉、認知功能、情緒功能都顯著獲得改善，並達到統計的顯著差異。其中疲憊、疼痛在持續吸入 2 週就達到顯著下降，但是失眠則需要到第 4 週才有顯著的改變差異。

　　在醫療決策中上，對病人的益處與傷害是一種重要的權衡；特別是任何一種治療的方式也不能忽略可能對病人造成的傷害。氫氣療法使用迄今；幾乎沒有在任何基礎生化研究、細胞研究、動物研究、與人體研究發現有明顯的副作用。氫氣是一種無色、無味且無毒性之氣體，根據目前國內外相關氫氣吸入介入研究中，氫氣體吸入約在 4%~66.7%，介入措施之吸入時間在二十分鐘至四小時，皆無產生任何有害反應與不適症狀。國內學術機構曾針對氫氣吸入進行生物醫學之效應研究，將纖維母細胞暴露在氫氣環境中 30 分鐘或 60 分

鐘，結果顯示暴露氫氣並無造成細胞毒性反應。

　　另外，針對已經罹患三高的老鼠的研究發現，除能顯著降低血脂外，實驗過程也未對老鼠無產生不良之副作用。由上述研究結果發現，氫氣是一種安全的氣體；除了可能在吸入過程造成黏膜乾燥、覺得有異物感等情形外，並沒有不良傷害；因此氫氣由上述等等的研究報告結果顯示可能可作為癌症治療時減輕副作用、症狀困擾，並進而提高生活品質的一種改善措施。

# 第 12 章

氫氣在過敏免疫風濕科上
的最新臨床應用

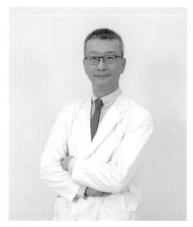

霍安平 醫師

台北榮民總醫院內科部 住院醫師
台北榮民總醫院風濕免疫科 總醫師
中國醫藥大學附設醫院風濕免疫科及一般內科 主治醫師
慈濟綜合醫院台中分院風濕免疫科 主治醫師與內科病房主任
仁愛醫療財團法人風濕過敏免疫科 主任
現任中山醫學大學附設醫院內科部過敏免疫風濕科 主治醫師

## 過敏免疫風濕科在看什麼病？

很多人第一次聽到我們這個科的名字，都搞不清楚到底什麼病要來找我們科治療。病患來到我們門診時，常常都說是別的醫師介紹來要做免疫檢查，自己都不知道為什麼要來我們科看病。

其實我們科包含了三個部分：過敏部分是指食物藥物或任何因素引起的過敏疾病，甚至包含一些免疫反應造成的慢性皮膚疾病；免疫部分並不是指對抗病毒或細菌感染的免疫功能低下所造成的問題，而是指因為身體產生了對抗自己身體器官組織的自體免疫抗體，造成了所謂自己攻打自己的自體免疫疾病，如全身性紅斑狼瘡、休格林氏症（乾燥症）、皮肌炎、全身性硬化症等；最後的風濕部分則是指任何肌腱、韌帶、骨骼、關節所產生的症狀，不需要開刀，而需要內科藥物長期治療的慢性疾病，如類風濕性關節炎、僵直性脊椎炎、乾癬性關節炎等。

整體來說，我們科看的這三大部分疾病，不管是過敏、自體免疫，或關節韌帶發炎的風濕疾病，通通跟發炎機轉有密切關係。現在越來越多的證據已經證明氫分子有中和自由基的功能，這個效果除了跟抗衰老有關外，也已應用在癌症的輔助治療中，並獲得很好的效果。

自由基在發炎過程中也參與了很重要的角色，因此，除

了使用現有的標準藥物治療過敏免疫風濕科的疾病外，使用氫分子當成過敏免疫風濕科治療發炎疾病的輔助角色，在理論上也是合理可行的。到目前為止，已經有一些初步以氫氣輔助治療過敏免疫風濕科疾病成功的相關研究發表在國際學術期刊上。以下，我將會簡單介紹氫氣在過敏疾病、自體免疫疾病，及風濕疾病這三個領域上目前最新的研究結果。

## 過敏部分

過敏部分，食物或藥物過敏通常是因為自身體質的特異性，會對某些特別結構的食物或藥物過敏，這種狀況相對其他過敏疾病算是比較少，而最常見的過敏疾病則包括了對花粉、灰塵及塵蟎敏感的過敏性鼻炎，及更嚴重一點的氣喘。到目前為止，沒有氫氣用於人體過敏性鼻炎或氣喘輔助治療的實驗報告可以查得到，但是已經有兩篇使用氫氣治療過敏性鼻炎的動物實驗。

第一篇是發表在 2017 年的 Journal of Inflammation（發炎期刊）中，這實驗將天竺鼠分成四組，其中一組是注射一般生理食鹽水的控制組，第二組是注射含氫分子生理食鹽水的正常天竺鼠，第三組是注射一般生理食鹽水的過敏性鼻炎天竺鼠，第四組則是注射含氫分子生理食鹽水的敏性鼻炎天竺鼠。

實驗結果發現注射含氫分子生理食鹽水的過敏性鼻炎天竺鼠，體內活性氧（Reactive Oxygen Species, ROS）及丙二

醛（Malondialdehyde, MDA，脂質因活性氧所造成過氧化的最終產物，代表氧化損傷的程度）的濃度減少情況比其他三組明顯，而體內的超氧化物歧化酶（Superoxide dismutase, SOD，抗氧化劑，減少細胞被活性氧氧化）則比其他三組明顯增加。

除此之外，注射含氫分子生理食鹽水的過敏性鼻炎天竺鼠這組，打噴嚏及搔癢鼻子的次數有明顯下降，而且血中嗜酸性白血球（Eosinophilic cell）及嗜酸性白血球陽離子蛋白（Eosinophilic Cationic Protein, ECP）也明顯下降。這動物實驗的結論是氫分子透過其抗氧化的功能，減少嗜酸性白血球的活化，從而達到減少過免症狀的效果。[1]

另一篇 2018 年的過敏性鼻炎小鼠實驗，則是用吸入性的氫氣作為治療方式，發現吸氫氣的那一組，可以減少發炎細胞跑到過敏性鼻炎小鼠的鼻黏膜裡，減少過敏性鼻炎小鼠血清中介白素 -5（Interleukin-5, IL-5），介白素 -13（Interleukin-13, IL-13）及單核細胞趨化蛋白 -1（Monocyte chemoattractant protein-1, MCP-1）的濃度，而這些細胞激素的濃度都跟過敏性鼻炎症狀的嚴重度呈正相關。同時也發現症狀的改善程度，跟氫氣吸入的總量也呈正相關。[2]

### 免疫部分

免疫部分主要指的是自體免疫疾病，也就是體內產生對

抗自己身體的抗體來攻擊自己的疾病。這類疾病的發生機轉是由這些自體抗體與身體的細胞或組織結合後，啟動發炎激素的產生，而這些發炎激素吸引免疫細胞聚集並攻擊被自體抗體結合的細胞及組織，產生發炎反應而導致細胞及組織的受傷與破壞。由於氫分子可以中和自由基及減少發炎反應，因此從學理上來看，氫分子對於自體免疫疾病所產生的發炎應該也有減緩及改善的功能，這類疾病中大家最常聽過的就是全身性紅斑狼瘡。

然而到目前為止，文獻上搜尋不到使用氫氣或氫分子治療全身性紅斑狼瘡的人體實驗報告，但是在一篇 2014 年發表的動物實驗上有提到，氧化壓力（Oxidative Stress）在因免疫機轉引起的，包含全身性紅斑狼瘡導致的所有腎絲球腎炎中，扮演了主要的發炎角色。

這篇動物實驗透過使用基因修飾過的間質性幹細胞，將氧化抵抗基因 -1（Oxidation Resistance-1, OXR-1）轉殖於老鼠的腎臟細胞中，發現經轉殖後帶有 OXR-1 的老鼠腎臟細胞，可以抵抗具有腎毒性血清的浸潤減少腎臟細胞的傷害。[3] 到了 2022 年，也有一篇研究證明了增加的氧化壓力，是造成全身性紅斑狼瘡病患周邊血液中 $CD56^{dim}CD57^+$ 自然殺手細胞（$CD56^{dim}CD57^+$ NK cell）功能受損的主要原因，而 $CD56^{dim}CD57^+$ 自然殺手細胞主要有強化的溶解顆粒蛋白成分，包含了穿孔素（Perforin）及顆粒酶 -B（Granzyme-B），

用以破壞細菌的表面，達到殺菌而保護身體的功能。[4]

　　因此，氫氣及氫分子的抗氧化能力，應該可以透過改善全身性紅斑狼瘡病患周邊血液 CD56$^{dim}$CD57$^+$ 自然殺手細胞的功能，進而提升身體的免疫力，期待能在短時間內，能看到氫分子實際用於治療全身性紅斑狼瘡病患的人體實驗報告。

## 風濕部分

　　風濕這名詞是指所有骨骼，關節及韌帶的所有症狀與疾病的統稱，風濕疾病中，最有名的就是號稱關節炎之王的類風濕性關節炎。另一個則是影響範圍包含皮膚的乾癬性關節炎，還有一個常見的是好發於年輕男性身上的僵直性脊椎炎，目前除了僵直性脊椎炎還沒有使用氫分子治療的人體實驗報告外，類風濕性關節炎，乾癬性關節炎及合併發生的乾癬皮膚病灶，已經有使用氫分子成功治療的小規模人體試驗報告發表。後面將分別介紹氫分子對類風濕性關節炎及乾癬及乾癬性關節炎的治療效果。

### 類風濕性關節炎

　　類風濕性關節炎是一個以發生在週邊關節為主的滑液囊發炎性的關節炎，臨床典型的表現是對稱性的周邊關節炎，包含肘關節、腕關節、掌趾關節、近端指間關節、膝關節、

踝關節及掌趾關節等這對稱的十四個關節區中，至少有三個關節區同時一起發炎腫脹，這疾病好發於中年婦女，偶爾也會發生在小於十八歲的兒童。

由於這些位置的滑液囊發炎會造成關節腔內積水，因此每當早晨起床的時候，這些關節都會紅腫熱痛，也因為滑液囊內積水無法立即消退，這些關節就無法正常彎曲活動，因此就會有所謂的晨間僵硬的現象。由於滑液囊積水消退慢，至少要一小時左右才能完全退散到這個關節能完全恢復到正常的活動範圍，因此只要有對稱性的三個以上的關節區關節發炎，這些關節有明顯的紅腫熱痛，晨間僵硬超過一小時以上才能恢復正常動作，而這個症狀從發生開始持續至少 6 週以上，就高度懷疑是類風濕性關節炎了。

類風濕性關節炎是一個慢性疾病，發炎機制一旦啟動，就無法停下來，即使現在的治療藥物有長足的進步，甚至有新一代的生物製劑出現，雖然讓整體疾病治療效果提升不少，但到目前為止，也無法根治這疾病，最多只能將發炎完全控制住。因此一旦確診為類風濕性關節炎，若不積極治療，將發炎得到完全的控制，持續發炎的滑液囊中的許多發炎激素，將會導致滑液囊所包覆的骨骼被侵蝕掉，造成關節處骨骼的永久破壞及變形，嚴重影響生活及工作的能力，甚至讓關節變形到喪失自我照顧的能力。而這種關節破壞力為所有關節炎中之最，所以類風濕性關節炎才被稱作關節炎之王！

就目前研究已知的類風濕性關節炎的致病機轉，主要是巨噬細胞（Macrophage）被不明原因活化後，產生了一些細胞激素，而這些細胞激素進一步活化了 Th1（第 1 型幫忙 T 淋巴球細胞）及 Th17（第 17 型幫忙 T 淋巴球細胞），這兩種 T 淋巴球細胞被活化後，又產生更多的細胞激素活化更多 B 及 T 淋巴球細胞；而所產生的許多細胞激素中，又以腫瘤壞死因子 - $\alpha$（Tumor Necrosis Factor- $\alpha$, TNF- $\alpha$）、介白素 -1（Interleukin-1, IL1）及介白素 -6（Interleukin-6, IL-6）為主要造成關節侵蝕破壞的發炎激素。因此這十幾年來，陸續發展出針對 TNF- $\alpha$、IL-1、IL-6，還有抑制 B 及 T 淋巴球細胞活化的生物製劑，來治療中重度的類風濕性關節炎。

這些激素所引起的發炎反應中，活性氧（Reactive Oxygen Species, ROS）也扮演了維持發炎惡性循環的角色，因此，使用氫分子中和掉 ROS，似乎也是一個減少發炎，打斷發炎惡性循環的一個不錯且可行的治療方法（圖 1）。文獻搜尋上，除了已經有動物實驗證實氫分子能減緩類風濕性關節炎的發炎症狀，及減少發炎激素外，也已經有兩篇小規模的人體試驗，證實了氫分子也有治療類風濕性關節炎的療效。

以下就簡單介紹一下一篇氫分子治療類風濕性關節炎老鼠，以及兩篇氫分子治療類風濕性關節炎病患的試驗結果。

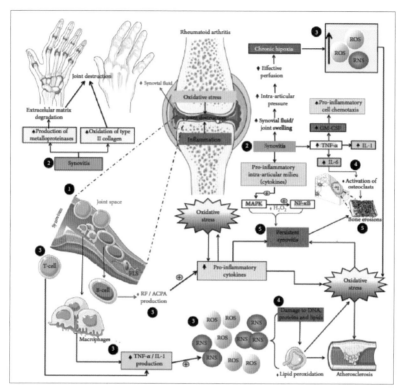

圖 1：發炎激素及活性氧在類風濕性關節炎的致病機轉

資料來源：Sá Da Fonseca LJ, et al. Oxid Med Cel Long. 2019. doi.org/10/1155/2019/7536805

## 氫分子用於膠原引起老鼠關節炎的動物實驗

在 2016 年，中國大陸發表了一篇使用含氫分子的生理食鹽水注射於會發生膠原引起關節炎，類似人類風濕性關節炎表現的實驗老鼠品種實驗。他們發現，當使用膠原去引發

實驗品種老鼠的關節發炎時，使用富含氫分子的生理食鹽水注射後，實驗老鼠關節發炎的腫脹情形明顯改善很多；另外，用富含活性氧（ROS）的 $H_2O_2$ 雙氧水刺激培養的人類類風濕性關節炎類纖維母細胞的滑液囊細胞（Rheumatoid Arthritis-Fibroblast-like Synoviocytes, RA-FLSs），再用氫分子治療，發現能夠抗氧化的超氧化物歧化酶（Superoxide dismutase, SOD）濃度明顯增加，也同時減少了 8-OHdG（8-hydroxyl-2'deoxyguanoside，體內自由基攻擊 DNA 或游離核苷酸中 deoxyguanosine 所產生的產物，濃度高低可以反映身體細胞被自由基攻擊後受損的嚴重程度）的濃度。

撕裂原活化蛋白激脢（Mitogen-activated protein kinase, MAPK）是一個將外在發炎激素刺激後，產生後續訊號的傳遞通路，在類風濕性關節炎的發炎控管上有很大的影響，而活性 B 細胞 kappa 輕鏈啟動者（Nuclear factor kappa-light – chain-enhancer of activated B cell, NF-kB）在類風濕性關節炎的發炎強度也扮演關鍵角色，用氫分子治療被 $H_2O_2$ 刺激過的 RA-FLSs，也可以見到 MAPK 及 NF-kB 濃度明顯降低。因此認為氫分子可以透過中和 ROS，減少 MAPK 及 NK-kB 的活化，來達到減少類風濕性關節炎的嚴重度。[5]

## 氫分子用於類風濕性關節炎的人體實驗

Ishibashi 醫師在 2012 年做了一個 20 位類風濕性關節炎

病患飲用高濃度氫水（4~5 ppm）的簡單實驗，實驗方法是每天喝高濃度氫水 530 ml，連續喝四週，之後先停四週後再喝四週，過程中檢測病患尿液中 8-OHdG 的濃度，以及用 DAS-28（Disease Activity Score 28，評估類風濕性關節炎 28 個關節疼痛及腫脹分數，分數越高表示疾病越嚴重）評估病患疾病嚴重度。結果發現在前四週喝氫水後，尿液 8-OHdG 濃度開始下降，雖然在最後喝氫水的四週後沒再降低，但都能維持在前面四週降下來後的水準，沒有再升高，而 DAS-28 則會隨著持續飲用高濃度氫水而持續下降。[6]

有了這樣的一個正向結果，在 2014 年，Ishibashi 醫師又發表了一個注射含氫分子的生理食鹽水於類風濕性關節炎病患的隨機，雙盲及使用安慰劑當對照組的嚴謹人體實驗。這實驗總共收錄 24 位病患，其中一半病患接受每天注射含有 1 ppm 氫分子的生理食鹽水 500ml，連續注射 5 天。另外一半病患則是連續 5 天每天只注射沒含氫分子的生理食鹽水 500ml，在注射完當下及隔四週後，檢測病患血液中 TNF-$\alpha$、IL-6、MMP-3（Matrix Metalloproteinase -3，跟軟骨破壞有相關的蛋白酶），及尿液中的 8-OHdG 濃度。結果發現，除了 TNF-$\alpha$ 的濃度在兩組病患中沒顯著差異外，注射含氫分子生理食鹽水的那組病患，其血液中 IL-6，MMP-3 及尿液中 8-OHdG 濃度都有明顯的下降，而且 DAS-28 的分數也明顯比沒注射含氫分子生理食鹽水的那組病患降低很多。[7]

從以上的動物及人體試驗可以確認，氫分子可以透過中和類風濕性關節炎病患中體內因發炎而增加的 ROS，減少 ROS 引發的後續發炎反應，達到減緩疾病嚴重度的功能。未來希望能有更多更大型的人體實驗，來證實氫分子在治療類風濕性關節炎上，也能扮演一個很重要的輔助治療角色。

## 乾癬及乾癬性關節炎

乾癬是一種具隱性遺傳的皮膚慢性發炎疾病，臨床上的表現主要為一個因發炎而產生的紅色斑塊，而這病灶跟正常皮膚的邊界可以明顯區分，在病灶上方會脫屑，病灶多乾燥，偶爾也會發癢。所有的年齡層都有可能發生，乾癬好發的位置以身體背側的皮膚為主，尤其在關節處的背側皮膚；也容易發生在頭皮裡，一開始也常被誤以為是頭皮屑。除了皮膚外，指甲也是會被影響的地方，臨床上有時也常跟灰指甲難以分別，除了皮膚與指甲外，約有三成乾癬的病患會合併關節炎的發生。

乾癬關節炎的表現是多樣性的，可以包括周邊關節炎，著骨點發炎，指（趾）關節炎及脊椎關節病變。臨床研究發現，約有七成左右的乾癬關節炎病患，關節炎平均發生在皮膚病灶出現後 9 到 10 年；約有兩成的乾癬關節炎患者則是皮膚病灶跟關節症狀同時發生；而只有不到一成的乾癬性關節炎患者會先出現關節症狀，皮膚病灶則在關節症狀出現後一段時間才可能出現（也有可能都一直沒出現典型乾癬皮膚病變）。

根據目前最新的研究發現，乾癬及乾癬性關節炎的發病機轉是在帶有乾癬及乾癬關節炎疾病相關基因的病患身上，因為某些引發因子，可能是皮膚表面受傷，或是某些感染等，活化了這些病患的樹突狀細胞（Dendritic Cell, DC），而這些被活化的樹突狀細胞則會分泌介白素 12（Inerleukin-12, IL-12）及介白素 23（Interleukin-23, IL-23），分別將未分化的原始 T 淋巴球刺激活化成第一型及第十七型幫忙型 T 淋巴球（T help 1 cell, Th1; T help 17 cell, Th17）。

　　被 IL-12 刺激後分化成的 Th1 細胞，會產生腫瘤壞死因子 $\alpha$（Tumor Necrosis Factor-$\alpha$, TNF-$\alpha$）及干擾素 -$\gamma$（Interferon-$\gamma$, IFN-$\gamma$），這兩種發炎激素在乾癬性關節炎上扮演比皮膚乾癬更多的角色。而被 IL-23 刺激後分化成的 Th17 細胞，則會產生介白素 -17（Interleukin-17, IL-17）、介白素 -22（Interleukin-22, IL-22）及少部分的 TNF-$\alpha$。這些激素中，以 IL-17 最為重要，除了造成乾癬皮膚的發炎及惡性循環外，也會造成關節著骨點處的發炎（圖 2）。因此，這十幾年來針對乾癬及乾癬性關節炎致病機轉所開發出來的生物製劑標靶治療，從早期的中和 TNF-$\alpha$ 中和抗體後，陸續開發出針對 IL-12/23、IL-17，及最新的 IL-23 中和抗體，讓乾癬及乾癬性關節炎得到更精準及更有效的治療。

　　在 2012 年及 2014 年 Ishibashi 醫師使用氫分子成功減緩類風濕性關節炎病患的發炎狀況後，提出了 ROS（Reactive

Oxygen species，活性氧）在類風濕性關節炎發炎的惡性循環中扮演了重要的角色，也證明了可以使用氫分子藉由中和 ROS 以打破這發炎的惡性循環。由於類風濕性關節炎及乾癬與乾癬性關節炎的發炎機轉有一部分是一樣的，因此在 2015 年有了第一篇將氫分子用於乾癬及乾癬性關節炎病患疾病治療的人體實驗報告。到了 2018 年，也有使用浸泡含氫分子的水改善皮膚乾癬的人體試實驗報告。以下就簡單介紹這兩篇氫分子治療乾癬及乾癬性關節炎的人體實驗結果。

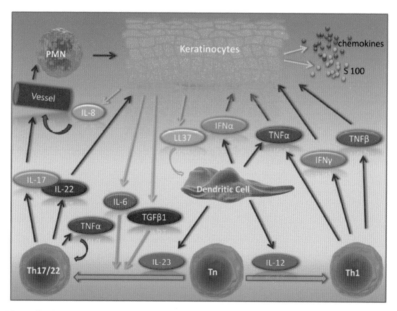

圖 2：乾癬及乾癬性關節炎發炎激素機轉圖

資料來源：Georgescu, S.-R.; Tampa, M.; Caruntu, C.; Sarbu, M.-I.; Mitran, C.-I.; Mitran, M.-I.; Matei, C.; Constantin, C.; Neagu, M. Advances in Understanding the Immunological Pathways in Psoriasis. Int. J. Mol. Sci. 2019, 20, 739. https://doi.org/10.3390/ijms20030739

## 氫分子治療乾癬及乾癬性關節炎

第一篇將氫分子運用在乾癬及乾癬性關節炎人體試驗的報告，也是由將氫分子第一個用於類風濕性關節炎治療人體實驗的 Ishibashi 醫師所發表。在 2015 年，Ishibashi 醫師發表了三位乾癬合併乾癬性關節炎的病患，使用包含注射含 1 ppm 濃度氫分子的生理食鹽水，喝 5~7ppm 高濃度含氫分子的水，及吸 3% 氫氣的三種治療方式。第一位病患前面五天用雙盲方式隨機選到了注射含 1 ppm 濃度氫分子的生理食鹽水，每天注射 500ml，之後五天就明白讓病患知道注射含 1 ppm 濃度氫分子的生理食鹽水，也是每天注射 500ml。接下來的十二週就只有飲用高濃度 5~7ppm 含氫分子的水，每天 500ml，之後再連續吸 3% 氫氣，每天吸一個小時，共十天。

第二位病患跟第一位病患一樣，前面五天用雙盲方式隨機也選到了注射含 1ppm 濃度氫分子的生理食鹽水，之後五天就明白讓病患知道注射含 1ppm 濃度氫分子的生理食鹽水，不過接下來八週並沒飲用高濃度含氫分子水，不做任何治療八週後跟第一位病患一樣，再連續吸 3% 氫氣共十天。第三位病患則是前五天雙盲分配到注射沒有含氫分子的生理食鹽水，後面五天才注射到含 1ppm 氫分子的生理食鹽水。注射療程結束後直接給予高濃度含氫分子的水，每天飲用 500ml，連續喝十六週，這過程都沒有吸 3% 的氫氣。

實驗結果發現，除了第一位病患喝高濃度含氫分子水

的效果稍微不盡理想外，其餘不管使用注射含氫分子的生理食鹽水，或吸 3% 氫氣，以及飲用高濃度含氫分子的水，都能明顯有效的改善病患乾癬皮膚及關節炎的症狀。雖然這三位病患體內的腫瘤壞死因子（Tumor necrosis factor-$\alpha$, TNF-$\alpha$）在實驗結束時並未有明顯的降低，但介白素 -6（Interleukin-6,IL-6）在這三位病患實驗結束時都有明顯的降低。

另外，不管這三位病患接受的氫分子治療方式如何不一樣，最後他們三位的 DAS-28（Disease activity Score-28，評估關節腫脹嚴重度的指標），Itch VAS（Itch visual analogue scale，搔癢視覺模擬表，評估搔癢嚴重度的指標），及 PASI score（Psoriasis area severity index score，乾癬皮膚範圍及嚴重度分數，評估乾癬嚴重度的指標）都明顯的降低。證明了不管使用何種方式的氫分子治療，都能明顯改善乾癬及乾癬性關節炎的症狀。[8]

第二篇將氫分子運用在乾癬的治療，是在 2018 年由上海復旦大學所附屬的幾家醫院聯合發表的，總共收錄了 75 位病患，其中 41 位分到使用氫分子的實驗組，另外 34 位分到未使用氫分子的對照組。實驗方法為使用一台能穩定產生含 1ppm 濃度氫分子的水，加到特製的泡澡桶，加熱到攝氏 38~42℃，實驗組的病患每週來用含氫分子水浸泡兩次，每次 10~15 分鐘，整個實驗總共進行八週，如果原本有在使用，

且已經用很久沒調整劑量的口服病程調節藥物，是允許在實驗過程繼續使用。

八週後評估實驗前及實驗後 PASI score（Psoriasis area severity index score，乾癬皮膚範圍及嚴重度分數，評估乾癬嚴重度的指標）的減少狀況。結果發現，浸泡含氫分子水的這一組病患，PASI 分數明顯比沒浸泡含氫分子水那組病患下降很多。浸泡含氫分子水的這一組病患，有 56% 達到 PASI 50，即 PASI 分數比一開始減少達 50%，達到 PASI 75（PASI 分數減少 75%）的比例將近 25%，而達到 PASI 100（PASI 減少 100%，代表皮膚症狀完全消失）的比例將近 5%。

由這兩篇小規模的研究可以確認氫分子，不論是用加入生理食鹽水中直接注射進血管中，或透過飲用含有氫分子的水，直接吸入低濃度氫氣的方式，甚至只浸泡於含氫分子的水中，都能明顯改善乾癬的皮膚病灶，及乾癬關節炎關節發炎的症狀。當然，目前的證據只能證實氫分子對乾癬及乾癬性關節炎有輔助性的治療效果，仍無法完全取代目前的標準治療。未來氫分子在治療乾癬及乾癬性關節炎中能扮演多大多吃重的角色，需要更多且更大規模的人體實驗來證實。

## 氫分子用於過敏免疫風濕科的總結

過敏免疫風濕科每天所面對各種奇奇怪怪的疾病，都跟發炎脫離不了關係，或許這些疾病發生的原因可以完全

不同，不過到最後都是透過發炎機轉而造成身體的傷害。活性氧（Reactive Oxygen Species, ROS）跟自由基（free radicals）都已證實在發炎過程中，扮演了加重發炎反應的惡性循環，以及直接傷害細胞組織的重要角色。到目前已經有超過千篇以上的科學文獻證實了氫分子對人體無害外，還能透過中和體內 ROS 與自由基，來減輕發炎反應對人體的傷害，進而減少疾病對患者造成的不良後果。

最後，以一篇 2020 年發表在 Oxidative Medicine and Cell Longevity（氧化醫學及細胞長壽）期刊上的一篇回顧性文獻報告來做總結：氫氣的抗發炎及抗氧化能力已經在許多臨床試驗上被證實（圖3），甚至在中國最新的治療新冠肺炎準則中，也被建議使用氫氣作為輔助治療，以減輕新冠肺炎所造成的肺部發炎及傷害。除了抗發炎及抗氧化功能外，氫分子還能改善粒線體（mitochondria）的能量代謝，減少內質網（endoplasmic reticulum）的壓力，改善免疫系統，及延緩細胞死亡（圖4），也是因為透過這些功能，才能提供許多疾病輔助性的治療。[10]

期待將來會有更多的研究證實氫氣能當作各種慢性或急性疾病有效又無害的輔助治療，到那時候，氫分子治百病將不再只是一個想像。

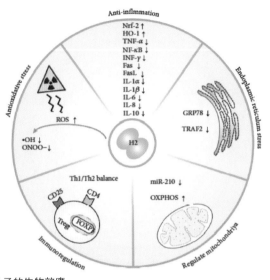

圖 3：氫分子的生物效應

資料來源：Yang M et al. Oxid Med Cel Long. 2020, doi:10.1155/2020/8384742

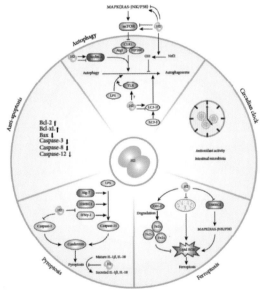

圖 4：氫分子對細胞的調節作用

資料來源：Yang M et al. Oxid Med Cel Long. 2020, doi:10.1155/2020/8384742

# 第 13 章

個案分享

## 個案一：氫氧機陪伴失智老父親有尊嚴的終老

**陳先生，台南，67 歲，使用氫氧機 7 年多**

陳先生平常就相當關注養生議題，會定期參加健康講座增加健康方面的資訊，在一次的健康講座中得到氫氧機的訊息，基於身體保健的目的開始使用氫氧機。當時氫氧機保健還在起步階段，使用者尚未普遍，處於觀望階段因此使用計次的消費方式，每天固定使用一小時。

剛接觸氫氧機那段時間剛好父親出院，才回到家就出現大小便無法自理、不知冷熱、意識不清……等等嚴重的痴呆症狀。緊張之下陳先生便將氫氧機帶回家給父親使用，一天使用兩小時，使用兩天後父親就能反應想上廁所，使用四天，能自行到樓下看自己喜歡的電視節目，使用了一周，身邊朋友看到父親自己出門買早餐，最初也不相信，親眼所見才真正讚嘆氫氧機的效果。所以當下就決定購買兩台，一台給父親使用，一台給自己及家人。

使用氫氧機的期間，父親直至過世一直都意識清楚，很有尊嚴的終老，享壽 86 歲。

陳先生自己的使用感受，他說由於自己從事工地工作，每天的體力耗量極大，每天下班回家身體總感疲累，頭暈脹痛，自從使用氫氧機以後，體力恢復迅速，尤其下班後的頭痛問題，只要使用約半個小時就能馬上緩解。他讚賞地說氫氧機實在太棒了，在家裡如同家裡的守護神一般，因此也推

薦給身邊很多親朋好友使用。

## ▌個案二：氫氧機讓我許久不感冒

**張先生，台南，72 歲，使用氫氧機 7 年以上**

張先生是啟智兒童基金會的創辦人，平時工作勞心勞力，重任在肩，長期的高壓下，經常感覺精神不好，睡眠不佳的問題也長期困擾著他。後來在一名經營民宿的友人介紹下而認識氫氧機，最初只知道氫氧機可以中和體內自由基，增強抵抗力，基於希望讓自己可以更健康的目的而開始使用。

他分享以前每年都會感冒一至兩次，期間都會伴隨嚴重的咳嗽且許久不會好轉，但是自從擁有氫氧機之後，每天都會使用很長時間，幾乎是只要有時間就不間斷地一直使用，在這無形中發現自己已經許久沒有感冒了。尤其是這次新冠肺炎擴散嚴重，身邊也有多位染疫者，他都得以倖免，他認為跟氫氧機增強免疫及抗發炎的作用有很大的關聯。

使用氫氧機的這 7 年多時間，曾跌倒受傷，頸椎及脊椎部分開刀，在術後的復健過程中持續使用氫氧機，發現恢復非常迅速。在精神及睡眠方面，過去曾因疲勞過度在等待紅綠燈的過程中睡著，差點釀成意外，自從使用氫氧機之後，感覺疲勞時使用一至一個半小時，精神就可以大幅度恢復，不再感覺精神萎靡不振。

身體狀況的種種改善，讓張先生對氫氧機更有信心，但他也認真地呼籲，使用氫氧機就跟運動一樣，一定要有耐心跟恆心，如果不持續使用是沒有辦法了解到氫氧機真正的價值所在。

## 個案三：氫氧機加速傷口恢復

**鄭小姐，高雄，使用氫氧機 7 年以上**

鄭小姐是一名慈濟的師姐，7 年前到氫氧機位於岡山的製造廠參觀，當時聽公司人員做簡報介紹氫氧機，只覺得氫氧機是相當不錯的東西，後來得知李登輝總統也是愛用者，向來顧家愛家的鄭小姐不假思索便購買了五台給全家人使用。

鄭小姐 7 年多來一直都很認真使用氫氧機，她跟我們分享，她在 107 年的時後騎車自摔，導致手腳骨筋斷裂，當時醫師判定需要 4 個月時間才能恢復，她在治療過程中認真使用氫氧機，並配合醫師治療，僅在短短 2 個月時間就恢復了，並且完全沒有使用到止痛藥，連醫師都對這樣的恢復速度感到驚訝。

另外鄭小姐的先生於 104 年確診膀胱癌並延伸攝護腺癌第三期，配合醫師的治療、抗氧化飲食以及積極使用氫氧機，如今已過了 7 年，先生的狀況仍然很穩定。

**陳小姐，高雄，使用氫氧機**

陳小姐是一名帕金森氏症患者，當時經醫師診斷為第二期，由於帕金森氏症是肢體、語言、動作無法自主控制，所以陳小姐走路腳抬不起來，手腳都會發抖且沒有力氣。

她跟我們分享，使用氫氧機 3 個月後，走路不再一拐一拐，精神體力變得比較好，否則之前她連洗碗都沒力氣，騎摩托車出去會自己去撞牆壁，對日常生活造成很大的影響。

在用藥的部分，之前她使用帕金森的用藥一天要吃四餐，使用氫氧機後降到一天只要吃一餐，早餐吃一次就可以，藥量大幅度減少。

她與大家分享使用氫氧機的心得，她覺得整個精神體力變好了，也讓病情沒有持續惡化下去，因為醫師告訴她，若是帕金森氏症到第五期就要開刀，需要花費 90 萬元，且不能保證康復，所以若是氫氧機能夠延緩病情，她覺得非常值得。

**王小姐，高雄，使用氫氧機約半年（110/12/28 至今）**

王小姐因就職的公司邀請氫氧機的廠商到公司舉辦說明會而認識氫氧機，因本身有長期的胃潰瘍，公司主管建議使

用氫氧機來改善，經過重重考慮，加上自己姊姊的身體狀況不佳，有嚴重的睡眠問題及白血球低下的狀況，醫師曾告知可能會演變為血癌，為了避免姊姊狀況惡化，而下單購買了一台氫氧機送給姊姊使用。姊姊使用後感覺身體狀況好轉，了解到身體健康的重要性，因此也回送了一台給王小姐，以表達對妹妹的感謝。

王小姐跟我們分享，使用氫氧機的 6 個月以來，自己身體有幾個方面大大的改善：

第一個改善：王小姐本身有輕微地中海性貧血，每天早上睡醒都會頭暈大約 2 分鐘後才會正常，但是使用氫氧氣之後發現起床不再頭暈了。

第二個改善：使用氫氧機前，每天早上起床喉嚨都有痰，但是因為很不擅長咳痰，所以都只能咳出口水，痰卡在喉嚨很不舒服，但是使用氫氧機之後發現睡醒不再有痰了。

第三個改善：多年來冬天的時候右邊鼻子都會鼻塞，右眼因為淚腺阻塞，所以騎摩托車一吹到風，右眼就會開始飆淚，但是開始使用氫氧機之後，這兩個症狀都沒有了。

王小姐很感謝主管推薦使用氫氧機，讓這些困擾自己許久的小毛病得到改善。

## ▎個案六：氫氧機對新冠肺炎的幫助

**謝先生 美國（鳳凰城）**

謝先生是一名新冠肺炎初期的染疫者。在染疫初期，已達危急之際，肺部嚴重纖維化，連下地走路都相當困難，在醫院住了兩個多月才出院。

期間台灣友人王先生在共同的群組上得知他確診，由於王先生本身就是氫氧機的長期使用者，因此非常希望將設備寄送到美國供他使用。在台灣的家人到製造工廠詢問查看並請公司協助調整設備線路，經過種種細節的溝通跟調整後，設備成功到美國，謝先生便開始積極使用。

謝先生分享，臨出院之際，醫師說他的肺部仍有三分之一纖維化，回到家中後身體狀況仍然不理想，走 50 公尺就會很累，但是他從出院回到家開始就積極使用氫氧機，除了運動之外，每天會花 3 個小時以上的時間使用，令人驚訝的是，經過 3 個月，於 6 月回診時經過醫師的診斷，他的肺部完全沒有纖維化的痕跡，100% 全部消失不見，所以他相信氫氧機對他的幫助非常大。

## ▎個案七：內部挫傷傷口不痛了

**王先生 高雄 使用氫氧機 7 年多**

王先生是氫氧機公司裡的資深員工，所以一直深知氫氧機對身體的莫大幫助，在使用氫氧機的這幾年，印象最深

刻的是在 7 年前的 3 月 24 日，當時是梅雨季節，那日一如往常的下班，但是因為已經連下了 3 天雨，地板濕滑，在騎摩托車時不慎發生事故。對於當時發生的事情已經不太記得了，只知道醒過來時已經在醫院，經過多個檢查後，醫師診斷身體有多個內部挫傷，右邊斷了兩根肋骨，需要住進加護病房。

由於在公司上班，很清楚氫氧機的好處，所以就跟醫師協調希望能在住院期間使用氫氧機，並請公司同仁將設備送到醫院。因為肋骨骨折一動就痛到不行，所以只能躺在病床上每天吸氫 8 小時，連續一周後出院，出院後也持續每天使用 8 小時。

由於肋骨骨折無法開刀，只能等身體自行修復，醫師評估大約需要 3 個月至 6 個月時間，但是王先生每天使用氫氧機，3 周後發現傷口不痛了，回診時醫師說恢復狀況良好已可以回去上班，所以他認為氫氧機對傷口的恢復幫助很大，讓恢復時間從 3 個月縮短為 3 周。

王先生還跟我們分享，7 年多來與太太每天都會輪流使用氫氧機，應該是免疫力有增強，兩夫妻這幾年來幾乎沒有再感冒過，所以認為氫氧機對於身體抵抗力的提升有很大的幫助。

## 個案八：氫氧機幫助減少肌肉痠痛，加速體力恢復

As a senior citizen, I have been experiencing a number of aging issues that many other people need to cope with. I also have Diabetes DM（equiring insulin injections 4 times each day. One other thing worth noting is that my wife and I recently bought a 1-acre 1200 ping）iece of land that we are working to develop an organic farm. This land was undeveloped, so it requires quite a lot of time and work.

I began using the EPOCH（OTA BioTech）HB-33 machine a few years ago. One benefit that I did not expect is that my blood sugar has been easier to control and more stable, and I have been able to reduce the amount of daily insulin by about 25%. This not only makes life easier for me, but having a more stable blood sugar level leads to better health.

About 3 years ago, my wife and I decided to start growing our own fruits and vegetables. We rented a small plot and got to work. As you could imagine, a lot of sore muscles, aches and pains came as a result of the work. But we were determined to do this because the exercise was good for our health, and growing food without and chemicals was the best way to ensure we were eating right.

As we continued with the task of farming, we moved to a slightly larger（250 ping）rental plot and had a greenhouse built.

This was 5 times larger than our previous rental farm, and so the amount of work was that much greater. Eventually, we were able to find a much more ideal plot of land for our "dream farm", and so that's how we ended up with the 1200-ping land we now have. By the way, we have continued to rent the smaller but closer to home farm for growing food that requires more attention.

The reason why I am mentioning the farms is because it has proven to me that being able to inhale oxy-hydrogen has really helped my body to recover faster and more completely from the intense activities at the farm. Typically, I will use the HB-33 for 2 hours each day. However, on the Mondays and Tuesdays after weekends at the farm, I will use the HB-33 for 3 hours each day. By doing this, any sore muscles, lack of energy or other side effects from the farm work, are completely relieved.

Just to see if it was the HB-33 that made the difference, I stopped using it for about one month. During that time, I tried my best to maintain the same daily activities, and diet. What I found was that the recovery time would take up to 4 days instead of only 2, and that as a result, my body was not as well prepared for the weekend's activities that followed.

I am convinced of the benefits of hydrogen inhalation as a therapeutic program for ensuring good health and wellbeing.

－－－

作為一個老年人，我一直在經歷著許多人都需要面對的老年化問題。我還患有糖尿病（DM），每天需要注射 4 次胰島素。還有一件值得注意的事情是，我和妻子最近買了一塊 1 英畝（1,200 坪）的土地，我們正在努力開發一個有機農場。這塊土地還沒有開發，所以需要相當多的時間和工作。

幾年前，我開始使用 EPOCH（太田水素）HB-33 機器。我沒有想到的一個好處是，我的血糖更容易控制，更穩定，我已經能夠將每天的胰島素用量減少約 25%。這不僅使我的生活更輕鬆，而且有一個更穩定的血糖水準會帶來更好的健康。

大約 3 年前，我的妻子和我決定開始種植我們自己的水果和蔬菜。我們租了一塊小地，開始工作。你可以想像，工作的結果是大量的肌肉痠痛，疼痛和痛苦。但我們決心這樣做，因為鍛鍊對我們的健康有好處，而且在沒有化學品的情況下種植食物是確保我們吃得正確的最好方法。

隨著我們繼續進行耕作，我們搬到了一塊稍大（250 坪）的租賃地，並建了一個溫室。這比我們以前租的農場大 5 倍，所以工作量也大了很多。最終，我們能夠為我們的「夢想農場」找到一塊更理想的土地，因此我們最終擁有了現在的 1,200 坪土地。順便說一下，我們還繼續租用較小但離家較近的農場來種植需要更多關注的食物。

我之所以提到農場，是因為事實證明，能夠吸入氫氧，確實有助於我的身體從農場需要勞動身體的活動中更快、更徹底地恢復。通常情況下，我每天會使用 HB-33 兩個小時。然而，在農場週末過後的週一和週二，我將每天使用 HB-33 三個小時。通過這樣做，任何肌肉痠痛、缺乏能量或其他農場工作的副作用，都會完全得到緩解。

為了看看是否是 HB-33 帶來的變化，我停止使用了大約一個月。在這期間，我盡力保持相同的日常活動和飲食。我發現，恢復時間需要 4 天，而不是 2 天，因此，我的身體沒有為接下來的週末活動做好準備。

我相信氫氣吸入作為一種保健方案對確保良好的健康和福祉有很大的好處。

## ▌ 個案九：走出罕病陰霾，快樂重生

**江小姐，使用 2 年多**

江小姐是一名退休的軍護，從軍的 20 年來每一年的定期健檢都是非常健康的，但就在 109 年 3 月突然原因不明的高燒不退，同時併發了腹部十二指腸穿孔、肺氣腫、肺部多發性腫瘤及淋巴結腫大等等全身性的嚴重問題，從西醫各科看到中醫整整找了 9 位專科醫師診斷仍找不出病因，在求助無門的狀況下，也許是上天安排的緣分，她想起了軍中舊識郭和昌醫師，從而來到了長庚醫院。

在郭和昌醫師的安排下，江小姐在長庚的免疫風濕科接受治療，開刀後住院的 79 天當中，郭醫師向她提起了氫氧機。

面臨醫師都找不出病因，僅能以施打嗎啡及類固醇來治療仍看不到起色的狀況下，江小姐決定嘗試郭醫師的提議—接受氫氧機的幫忙。

談起第一次體驗氫氧機，江小姐直呼太神奇了！因為身體上的不適，自生病以來睡眠品質一直不好，但在第一次使用的過程中不知不覺間就緩緩睡去，之後又緩緩甦醒，彷彿睡了一個很安穩的好覺，當天晚上的睡眠狀況也有非常明顯的改善。

有了初次的體驗，再加上郭醫師的說明，讓江小姐明白了氫氧氣在人體內的機轉以及對人體的作用，這讓她更加篤定氫氧一定會對自己的身體起到很大的幫助。

江小姐使用氫氧機已 2 年多了，精氣神方面都有非常顯著的進步，有力量找回過去的運動習慣，從過去的無藥可救到如今不需使用任何藥物，而體力、肌耐力都能恢復如以往過去健康的時候，對她來說，無疑是再一次的重生。

回憶起過去跟郭醫師結識的過程，他說郭醫師是軍中玩伴，更是命中的貴人，在最無助的時候拉了自己一把。

走過罕見疾病的陰霾後，知曉郭醫師現在走遍各個偏鄉幫助孩童做心臟篩檢，江小姐也希望能盡自己的一份力量做有意義的事情，因此參與了郭醫師川崎症協會的公益計劃，成為了美心專車的志工。

# 第 14 章

氫氣在台灣的研究發展近況

**Chemical Research in Toxicology**

pubs.acs.org/crt

## Chemical and Biochemical Aspects of Molecular Hydrogen in Treating Kawasaki Disease and COVID-19

Kuang-Den Chen,[○] Wen-Chang Lin, and Ho-Chang Kuo[*,○]

Cite This: https://dx.doi.org/10.1021/acs.chemrestox.0c00456

Read Online

ACCESS |    Metrics & More |    Article Recommendations

**ABSTRACT:** Kawasaki disease (KD) is a systemic vasculitis and is the most commonly acquired heart disease among children in many countries, which was first reported 50 years ago in Japan. The 2019 coronavirus disease (COVID-19, severe acute respiratory syndrome coronavirus 2 (SARS-CoV-2)) has been a pandemic in most of the world since 2020, and since late 2019 in China. Kawasaki-like disease caused by COVID-19 shares some symptoms with KD, referred to as multisystem inflammatory syndrome in children, and has been reported in the United States, Italy, France, England, and other areas of Europe, with an almost 6–10 times or more increase compared with previous years of KD prevalence. Hydrogen gas is a stable and efficient antioxidant, which has a positive effect on oxidative damage, inflammation, cell apoptosis, and abnormal blood vessel inflammation. This review reports the chemical and biochemical aspects of hydrogen gas inhalation in treating KD and COVID-19.

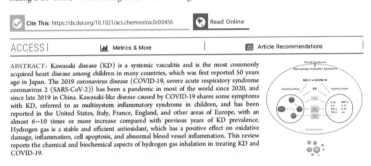

# （一）以生物化學的角度探討氫氣於川崎症及 COVID-19 的治療角色

## （台灣的第一篇吸入性氫氣於國際 SCI 期刊發表）

### Abstract

Kawasaki disease（KD）is a systemic vasculitis and is the most commonly acquired heart disease among children in many countries, which was first reported 50 years ago in Japan. The 2019 coronavirus disease（COVID-19, severe acute respiratory syndrome coronavirus 2（SARS-CoV-2）has been a pandemic in most of the world since 2020, and since late 2019 in China. Kawasaki-like disease caused by COVID-19 shares some symptoms with KD, referred to as multisystem inflammatory syndrome in children, and has been reported in the United States, Italy, France, England, and other areas of Europe, with an almost 6-10 times or more increase compared with previous years of KD prevalence. Hydrogen gas is a stable and efficient antioxidant, which has a positive effect on oxidative damage, inflammation, cell apoptosis, and abnormal blood vessel inflammation. This review reports the chemical and biochemical aspects of hydrogen gas inhalation in treating KD and COVID-19.

## 摘要

　　川崎病（KD）是一種系統性血管炎，是許多國家兒童中最常見的後天性心臟病，50 年前首次由日本川崎富作醫師報導。2019 年冠狀病毒（COVID-19），嚴重急性呼吸道綜合症冠狀病毒自 2019 年底在全世界流行。由 COVID-19 引起的類川崎症與川崎症有一些共同的症狀，被稱為兒童多系統炎症綜合症（MIS-C），在美國、義大利、法國、英國和歐洲其他地區都有報導，與往年的川崎症患病率相比，幾乎增加了 6~10 倍或者甚至更多。氫氣是一種穩定、高效的抗氧化劑，對氧化損傷、炎症、細胞凋亡、血管異常有積極的作

用。本綜述報告運用吸入性氫氣治療川崎症和 COVID-19 的化學和生物化學方面的可能角色。

發表期刊：Chemical Research in Toxicology 2021 34（4），952-958. DOI: 10.1021/acs.chemrestox.0c00456.（SCI IF: 3.739, 2021 JCR）

作者：Kuang-Den Chen（陳定瀚博士），Wen-Chang Lin（林文章博士），and Ho-Chang Kuo（郭和昌教授）

International Journal of
*Molecular Sciences*

*Article*

# The Anti-Inflammatory Effect of Hydrogen Gas Inhalation and Its Influence on Laser-Induced Choroidal Neovascularization in a Mouse Model of Neovascular Age-Related Macular Degeneration

I-Chia Liang [1,2], Wen-Chin Ko [3,4], Yu-Jou Hsu [5], Yi-Ru Lin [6], Yun-Hsiang Chang [1], Xv-Hui Zong [7], Pei-Chen Lai [8], Der-Chen Chang [9] and Chi-Feng Hung [3,5,10,*]

1 Department of Ophthalmology, Tri-Service General Hospital, National Defense Medical Center, Taipei 11490, Taiwan; ysonyaliang@gmail.com (I.-C.L.); yun.siang@me.com (Y.-H.C.)
2 Ph.D. Program in Nutrition and Food Science, Fu Jen University, New Taipei City 24205, Taiwan
3 School of Medicine, Fu Jen Catholic University, New Taipei City 24205, Taiwan; 086938@mail.fju.edu.tw
4 Division of Cardiac Electrophysiology, Department of Cardiovascular Center, Cathay General Hospital, Taipei 10630, Taiwan
5 Graduate Institute of Biomedical and Pharmaceutical Science, Fu Jen Catholic University, New Taipei City 24205, Taiwan; s16179263@gmail.com
6 Department of Ophthalmology, Cathay General Hospital, Taipei 10630, Taiwan; yirulin83088@gmail.com
7 Tsung Cho Chang Laboratory, College of Medicine, Fu-Jen Catholic University, New Taipei City 24205, Taiwan; 054317@mail.fju.edu.tw
8 Institute of Biochemistry and Molecular Biology, College of Medicine, National Taiwan University, Taipei 100233, Taiwan; peggylai1116@gmail.com
9 Department of Mathematics and Statistics and Department of Computer Science, Georgetown University, Washington, DC 20057, USA; chang@georgetown.edu
10 School of Pharmacy, Kaohsiung Medical University, Kaohsiung 80708, Taiwan
* Correspondence: skin@mail.fju.edu.tw; Tel.: +886-2-29052171

check for updates

Citation: Liang, I.-C.; Ko, W.-C.; Hsu, Y.-J.; Lin, Y.-R.; Chang, Y.-H.; Zong, X.-H.; Lai, P.-C.; Chang, D.-C.; Hung, C.-F. The Anti-Inflammatory Effect of Hydrogen Gas Inhalation and Its Influence on Laser-Induced Choroidal

# （二）氫氣吸入的抗炎作用及其對新生血管性年齡相關性黃斑變性小鼠模型中激光誘導的脈絡膜新生血管形成的影響

**Abstract**

Background: Age-related macular degeneration（AMD）is a leading cause of blindness in the elderly. Choroidal neovascularization（CNV）is the major pathologic feature of neovascular AMD. Oxidative damages and the ensuing chronic inflammation are representative of trigger events. Hydrogen gas（H2）has been demonstrated as an antioxidant and plays a role in the regulation of oxidative stress and inflammation. This experiment aimed to investigate the influence of H2 inhalation on a mouse model of CNV.

Methods: Laser was used to induce CNV formation. C57BL/6J mice were divided into five groups: the control group; the laser-only group; and the 2 h, 5 h, and 2.5 h/2.5 h groups that received laser and H2 inhalation（21% oxygen, 42% hydrogen, and 37% nitrogen mixture）for 2 h, 5 h, and 2.5 h twice every day, respectively.

Results: The severity of CNV leakage on fluorescence angiography showed a significant decrease in the H2 inhalation groups. The mRNA expression of hypoxia-inducible factor 1 alpha and its immediate downstream target vascular endothelial growth factor（VEGF）showed significant elevation after laser, and this elevation was suppressed in the H2 inhalation groups in an inhalation period length-related manner. The mRNA expression of cytokines, including tumor necrosis factor alpha and interlukin-6, also represented similar results.

Conclusion: H2 inhalation could alleviate CNV leakage in a laser-induced mouse CNV model, and the potential mechanism might be related to the suppression of the inflammatory process and VEGF-driven CNV formation.

## 摘要

背景：老年性黃斑部病變（AMD）是老年人失明的主要原因。脈絡膜新生血管是新生血管性 AMD 的主要病理特徵。氧化損傷和隨之而來的慢性炎症是典型的觸發事件。氫氣已被證明是一種抗氧化劑，並在調節氧化反應和炎症中發揮作用。本實驗旨在研究吸入氫氣對小鼠模型的影響。

方法：用激光來誘導脈絡膜新生血管的形成。將小鼠分為五組：對照組；純激光組；2 小時、5 小時和 2.5 小時組，分別接受激光和吸入氫氣（21% 氧氣、42% 氫氣和 37% 氮氣混合物），每天兩次，每次 2 小時、5 小時和 2.5 小時。

結果：螢光血管造影顯示脈絡膜新生血管滲漏的嚴重程度在吸入氫氣組中顯著降低。激光後缺氧誘導因子 $1\alpha$ 及其直接下游靶標血管內皮生長因子的 mRNA 表現顯著升高，並且這種升高在吸入氫氣組中以吸入時間長度相關的方式受到

抑制。細胞因子的 mRNA，包括腫瘤壞死因子 α 和白細胞介素 6，也顯示了類似的結果。

結論：吸入氫氣可減輕激光誘導的小鼠脈絡膜新生血管的滲漏，其潛在機制可能與抑制炎症過程和 VEGF 形成的脈絡膜新生血管形成有關。

 frontiers | Frontiers in Cardiovascular Medicine

CASE REPORT
published: 12 May 2022
doi: 10.3389/fcvm.2022.895627

# Hydrogen Gas Inhalation Regressed Coronary Artery Aneurysm in Kawasaki Disease-Case Report and Article Review

Ho-Chang Kuo [1,2,3,4,5*]

[1] Kawasaki Disease Center, Kaohsiung Chang Gung Memorial Hospital, Kaohsiung, Taiwan, [2] Department of Pediatrics, Kaohsiung Chang Gung Memorial Hospital, Kaohsiung, Taiwan, [3] College of Medicine, Chang Gung University, Taoyuan, Taiwan, [4] Department of Respiratory Therapy, Kaohsiung Chang Gung Memorial Hospital, Kaohsiung, Taiwan, [5] Taiwan Association for the Promotion of Molecular Hydrogen, Kaohsiung, Taiwan

## （三）氫氣吸入治療川崎病冠狀動脈瘤消退 - 病例報告及文章回顧（全世界第一篇吸入性氫氣運用於川崎症之文章發表）

Kawasaki disease（KD）is a systemic vasculitis that primarily affects children under the age of 5 years old and is among the most common acquired heart disease in developed countries, particularly in Asia. No effective treatment is currently available for aneurysm formation in KD. In this report, we showed a KD patient with an aneurysm over the right coronary artery with a size of 6.08 mm in diameter and 35 mm in length, which completely regressed to within normal range after hydrogen inhalation within 4 months after disease onset. This 10-year-old KD patient was diagnosed on the 12th day of disease onset with incomplete presentation of KD symptoms. Intravenous immunoglobulin was prescribed after KD diagnosis was confirmed by the formation of a coronary artery aneurysm. Once discharged from the hospital, the family used hydrogen inhalation（77% hydrogen and 23% oxygen）at home with nasal cannula 1 h per day. The aneurysm was found to be completely regressed at the 4-month follow-up（day 138 of the illness）. The follow-up laboratory data showed complete blood cell count, differential count, electrolytes, liver enzyme, and renal function to all be within normal range. This is the first study to report an aneurysm from KD with regression under supplementary therapy with hydrogen gas inhalation and no other complications. Therefore, hydrogen gas inhalation may be an alternative anti-free radical or anti-oxidant therapy for KD, but further study is still required.

川崎病（KD）是一種系統性血管炎，主要影響 5 歲以下的兒童，是已發展國家特別是亞洲最常見的後天性心臟病之一。目前對川崎症所形成的的動脈瘤尚無有效的治療方法。

在這份報告中，我們發表了一名川崎症患者的右冠狀動脈上的動脈瘤（直徑大小為 6.08 毫米，長度為 35 毫米），在發病後 4 個月內使用吸入氫氣後血管完全回縮到正常範圍內。這名 10 歲的川崎症患者在發病的第 12 天才被診斷為非典型川崎症。在因冠狀動脈瘤已形成後才確認是川崎症，後經靜脈注射免疫球蛋白治療。出院後家人在家裡自行用鼻導管吸入氫氣（77% 氫氣和 23% 氧氣），每天 1 小時。

在 4 個月的門診追蹤檢查中（患病的第 138 天），發現動脈瘤已經完全消退。隨訪的血液檢查資料顯示，全血細胞計數、個別白細胞計數、電解質、肝功能和腎功能都在正常範圍內。這是第一個報導川崎症動脈瘤在使用氫氣吸入輔助治療下動脈瘤完全消退且無其他併發症的研究報告。因此，氫氣吸入可能是川崎症的一種替代性抗自由基或抗氧化療法，但仍需進一步研究才能證實。

發　表　期　刊：Front. Cardiovasc. Med., 12 May 2022 | https://doi.org/10.3389/fcvm.2022.895627.（SCI IF: 6.050, 2021 JCR）

作者：Ho-Chang Kuo（郭和昌 教授）

# ▌進行中之研究計畫

## （一）氫氣運用於肺腺癌病患標靶藥物的影響

計畫中文名稱：探討吸入性氫氣對肺腺癌病患服用標靶藥物的影響

計畫主持人：義大癌治療醫院呼吸胸腔科黃明賢副院長

共 / 協同主持人：魏裕峰 / 陳俊榮 / 吳俊廷 / 陳鍾岳 / 李和昇 / 張菀渝

AF08-008/V05.2

## 義大醫療財團法人義大醫院人體試驗委員會

地址：824 高雄市燕巢區義大路 1 號義大醫院人體試驗委員會
承辦人：許純瑜：聯絡電話：07-6151100 轉 5110
I -mail r10245@edah.org.tw
發文日期：2019 年 7 月 03 日

### 同意臨床試驗證明書

計畫中文名稱：探討吸入性氫氣(Hydrogen gas)對肺腺癌病患服用標靶藥物的影響
計畫主持人：義大癌治療醫院呼吸胸腔科黃明賢副院長
共/協同主持人：魏裕峰/陳俊榮/吳俊廷/陳鍾岳/李和昇/張菀渝
本會編號/計畫編號：EMRP-108-052
通過日期：2019/06/05
本同意臨床試驗證明書之有效期限至 2020/06/04 止

計畫書：版本：1，日期：2019 年 5 月 22 日
受試者同意書：版本：1，日期：2019 年 5 月 22 日

請於西元 2020 年 04 月 04 日前繳交期中報告

本會組織與執行皆符合ICH-GCP
未預期事件或藥品嚴重不良反應通報、後續定期追蹤之程序及應注意事項，請參閱背面。

人體試驗委員會
主席　許朝添

義大人體試驗委員會同意臨床試驗證明書

## 計劃中文摘要

目前我國肺癌中最常見的是肺腺癌，末期肺腺癌患者治療時需要進行基因檢測，基因突變陽性以表皮生長因子接受器（EGFR）約佔了五成，但仍有少部分比例為 ALK 陽性，根據文獻統計標靶藥物治療的效果優於傳統化學治療。目前台灣衛福部核准之表皮生長因子接受器（EGFR）標靶藥物有：Gefitinib、Erlotinib、Afatinib、Dacomtinib、Osimertinib。這類標靶藥物約有七成的有效率，平均存活期由僅接受化學治療的 10 至 12 個月，延長至 24 到 30 個月。但是這類標靶藥物主要的副作用為皮疹、痤瘡、腹瀉、甲溝炎，使用藥物或藥膏處理即可。但是仍然有許多病患困擾著必須每天服用標靶藥物治療。如何改善病患生活品質仍是臨床上重要的課題之一。

根據研究報告氫極為細小且具有強大穿透性，可以容易進入細胞內，如細胞核和粒線體等任何部位，因為可以快速到達其他抗氧化物質難以達到的部位，而達到理想的抗氧化作用，這是氫氣（Hydrogen gas）可以用於治療疾病的一個重要特徵。另外氫氣可以跨越血腦屏障，這有利於該氫氣用於中樞神經系統疾病的治療，氫氣可以選擇性中和細胞毒性自由基（$OH^-$、亞硝基 $NO^-$），對抗腦缺血所引起的氧化損傷。亦有研究報告將氫氣作為治療性抗氧化劑，在多個動物實驗中吸入氫氣對改善腦梗塞是有效的。

在人體研究中，氫氣可以恢復晚期結直腸癌患者的 CD8+ T 細胞，從而改善預後。氫氣可以和羥自由基（OH-）反應，發揮保護以降低氧化損傷的作用，可選擇性的中和活性氧（reactive oxygen species, ROS），轉化為水，經多年實驗證實對人體無害且不殘留體內。氫氣是具有更穩定、高效的抗氧化劑，對於氧化損傷、炎症反應、細胞凋亡與血管異常增生具有良好的正面影響。

2022 年 Nature Communications 雜誌發表了氫分子可以經調控腫瘤微環境達到抑制腫瘤生長機轉。2021 年有發表飲用含氫分子水可以改善 COVID-19 病人之血氧及運動耐力。2022 年 World Journal of Gastrointestinal Oncology 雜誌發表合併飲用含氫分子水可以加強 5-FU 治療大腸直腸癌效果。目前亦有許多研究正在進行中。這些結果表明氫氣的廣泛和普遍應用的潛力。

### 試驗主題 / 背景

根據 EGFR 標靶藥物副作用研究顯示，其皮膚之副作用會使細胞介素（cytokine）分泌增多，引起發炎血球之增加浸潤，是屬於發炎性反應，會製造出過氧化物與自由基，而其來源可能就是來自氧化壓力（oxidative stress）所造成的損傷。根據文獻的研究，也發現硝酸鹽（$NO_3^-$）與亞硝酸鹽（$NO_2^-$）在血管發炎扮演重要的角色，氫氣可以和羥自由

基（OH⁻）反應，發揮保護以降低氧化損傷的作用，氫氣是具有更穩定、高效的抗氧化劑，對於氧化損傷、炎症反應、細胞凋亡與血管異常增生具有良好的正面影響。因此本研究希望探討在經過 2 個月的飲用奈米氣泡氫水輔助之下，針對 EGFR 標靶藥物皮膚發炎變化及血液中發炎指標變化評估。

At present, lung adenocarcinoma is the most common type of lung cancer in China. Gene detection is required for the treatment of patients with advanced lung adenocarcinoma. About 50% of the patients with positive gene mutations are epidermal growth factor receptor（EGFR）, but a small proportion are ALK positive. According to literature statistics, the therapeutic effect of targeted drugs is better than that of traditional chemotherapy. At present, the target drugs of epidermal growth factor receptor（EGFR）approved by the Ministry of Health and Welfare of Taiwan include Gefitinib, Erlotinib, Afatinib, Dacomminib and Osomertinib. This kind of target drug has about 70% effective rate. The average survival period of this kind of target drug has been extended from 10 to 12 months of chemotherapy only to 24 to 30 months. However, the main side effects of such targeted drugs are rash, acne, diarrhea, paronychia, which can be treated with drugs or ointment. However, there are still many patients suffering from lung adenocarcinoma who must take targeted drugs every day. How to improve the quality of life of patients is still one of the important topics in clinical practice.

According to the research report, hydrogen is extremely small and has strong penetrability. It can easily enter any part of the cell, such as the nucleus and mitochondria, because it can quickly reach the part that is difficult for other antioxidant substances to reach, so as to achieve the ideal antioxidant effect. This is an important feature of hydrogen gas that can be used to treat diseases. In addition, hydrogen can cross the blood-brain barrier, which is conducive to the use of hydrogen in the treatment of central nervous system diseases. Hydrogen can selectively neutralize cytotoxic free radicals（OH -, nitroso NO -）, and fight against oxidative damage caused by cerebral ischemia. It has also been reported that hydrogen is used as a therapeutic antioxidant. In many animal experiments, hydrogen inhalation is effective in improving cerebral infarction. In human studies, hydrogen can restore CD8+T cells in patients with advanced colorectal cancer, thereby improving the prognosis. Hydrogen can react with hydroxyl radical（OH -）to play a role in protecting against oxidative damage. It can selectively neutralize reactive oxygen species（ROS）and convert it into water. It has been proved by many years of experiments that it is harmless to humans and does not remain in the body. Hydrogen is a more stable and efficient antioxidant, which has a good positive effect on oxidative damage, inflammatory reaction, cell apoptosis and vascular dysplasia. In 2022, Nature Communications magazine published that hydrogen molecule can inhibit tumor growth mechanism by regulating tumor microenvironment. In 2021, it was reported that drinking hydrogen containing molecular water could improve blood oxygen and exercise tolerance of patients withCOVID-19. In 2022, the World Journal of Gastrointestinal Oncology published that drinking hydrogen containing molecular water can enhance the effect of 5-FU on colorectal cancer. At present, there are also many studies in progress. These results indicate the potential for wide and widespread application of hydrogen.

**Test topic/background**

According to the research on side effects of EGFR target drugs, the side effects of EGFR skin will increase the secretion of cytokine and cause the increase and infiltration of inflammatory blood cells. It is an inflammatory reaction, which will produce peroxides and free radicals, and its source may be the damage caused by oxidative stress. According to literature research, it is also found that nitrate （$NO_3$ -）and nitrite （$NO_2$ -）play an important role in vascular inflammation. Hydrogen can react with hydroxyl radicals （OH -）to play a protective role in reducing oxidative damage. Hydrogen is a more stable and efficient antioxidant, which has a good positive impact on oxidative damage, inflammatory reaction, cell apoptosis and vascular abnormal proliferation. Therefore, this study hopes to evaluate the changes of skin inflammation and blood inflammation indicators of EGFR target drug after two months of drinking nano bubble hydrogen water.

## （二）氫氣運用於突發性耳聾（SHL）

計畫名稱：吸入性氫氣對於突發性耳聾預後的影響

計畫主持人：高雄長庚醫院耳科吳靖農 學術組講師級主治醫師

共同主持人：羅盛典

協同主持人：楊昭輝、黃仲鋒

長庚醫療財團法人人體試驗倫理委員會
臨床試驗/研究同意證明書

地　　址：105台北市敦化北路199號
傳　　真：03-3494549
聯絡人及電話：張正怡(03)3196200#3713
電子郵件信箱：ccyi@cgmh.org.tw

計畫名稱：吸入性氫氣對於突發性耳聾預後的影響
本院案號：202000554A3
試驗期間：2020年5月4日~2022年5月3日
本次核准執行期間：2020年5月4日~2021年4月22日
主持人：耳科 吳靖農 學術組講師級主治醫師
共同主持人：羅盛典
協同主持人：楊昭輝,黃仲鋒
試驗/研究機構：高雄長庚醫院

長庚醫療財團法人人體試驗倫理委員會臨床試驗／研究同意證明書

（1）試驗主題

吸入性氫氣對於突發性耳聾預後的影響。

（2）背景及研究目的

背景

　「突發性耳聾」是一項耳鼻喉科的急診病症，因此急症來本院高雄院區就診的人數每年可逾 100 例。突發性耳聾病患中約有 10~15% 於發病過程中可找到病因，而其餘 85-90% 的病患則找不到任何病因；臨床醫學定義突發性耳聾是指不明病因的突發性感音神經性聽力受損，由於突發性耳聾的病因仍有許多種不同的學說與理論，因此增加臨床上治療的不確定性。其中，因氧化壓力導致內皮細胞發炎損傷進一步造成耳部微血管供應受阻的理論目前被廣為接受。

　突發性耳聾的病患會有部分自然聽力恢復，但其恢復比率約莫在 32~65%。目前雖然治療準則仍以投予類固醇為第一線治療，但沒有任何一種介入方式是實證醫學證實有效的。

　氫是一種無色、無臭、無味、不具毒性，是最基本的化學元素和原料，宇宙中存在最多的元素有 90% 以上是氫氣，也是最小、最安全、最輕、最多的元素。在標準溫度和壓力之下，氫形成雙原子分子（$H_2$），可將 $OH^-$ 自由基（體內毒性最強的廢棄物）還原成水，排出體外成為尿液，減少自由基對人體的傷害。人體的重要元素有 63% 是氫，因此氫對於維持人體的生命健康是不可或缺。根據研究報告氫極為細小且具有強大穿透性，容易進入細胞內快速到達其他抗氧化物質難以達到的部位，而達到理想的抗氧化作用，這是氫氣可以用於治療疾病的一個重要特徵。經多年臨床相關研究證

實對人體無害且不殘留體內。氫氣是更穩定、高效的抗氧化劑，對於氧化損傷、炎症反應、細胞凋亡與血管異常增生具有良好的正面影響。

在細胞及臨床動物實驗裡，已有使用氫氣來治療耳蝸損傷的相關文獻，包括減少鉑金（化療藥物）造成的耳毒性、改善噪音傷害引發的聽損等。但目前國內外尚無臨床文獻探討氫氧氣在聽損上的應用。

目的

呈上所述，本研究的目的有三：

目的一在於探討不明病因的突發性耳聾病患的血液中發炎指數及自由基的變化；目的二則探討使用吸入性氫氧氣是否能對血液中發炎指數及自由基的變化產生影響；目的三則間接探討氫氣是否能對突發性耳聾的預後、其伴隨的耳鳴或其他自律神經等相關症狀造成影響。

（3）試驗設計

以前瞻性研究收集高雄院區 2020 年 5 月 1 日至 2022 年 4 月 30 日的不明病因的突發性耳聾患者共 100 例，並為此 100 例病患隨機分配至標準類固醇治療及標準類固醇治療合併氫氧氣吸入 2 組的組別。同時收集臨床資料及血液檢體，包括年齡、性別、基本生化檢驗、發炎指數、自由基測定、聽力檢查、主觀問卷等原始資料。首先分析這 2 組病患治療前的基本資料是否無組間差異。分析追蹤兩組的體內發炎狀

況及氧化壓力是否會因氫氧氣吸入的不同而產生差異，另外也分析這兩組在治療成效上包括客觀的聽力檢查、主觀的問卷評估等是否有差異。若有差異，是否能跟體內發炎狀況及氧化壓力的改變有所鏈結。此個案收集皆來自臨床詳實病歷記錄之資料，我們將使用研究代碼代表受試者的身分，此代碼均已去連結（不會出現個案之病例號碼及姓名），以保護病人隱私。對於訪查的結果及診斷，所有研究相關人員將持保密的態度，小心維護受試者隱私。後續如發表研究結果，受試者身分仍將保密。

（4）預期目標

本計畫若能執行成功且發現氫氧氣對突發性耳聾有輔助效果，除了在基礎研究上可以對於突發性耳聾與自由基及體內發炎狀態的鏈結做一驗證外，在臨床上亦可讓突發性耳聾的病人能有多一個輔助治療的選項，可望發展新的臨床治療方式甚至建立臨床治療指引。此外，亦可提升氫氧氣治療的應用領域與研究。


（1）Test topic

Effect of inhaled hydrogen on the prognosis of sudden deafness

（2）Background and research purpose

Background：

"Sudden deafness" is an emergency disease of otorhinolaryngology department. Therefore, the number of emergency patients coming to the branch hospital in Kaohsiung can exceed 100 every year. About 10-15% of patients with sudden deafness can find the cause in the course of onset, while the rest 85-90% of patients can not find any cause; Clinical medicine defines sudden deafness as sudden sensorineural hearing loss of unknown etiology. Because there are still many different theories and theories about the etiology of sudden deafness, it increases the uncertainty of clinical treatment. Among them, the theory that the inflammatory damage of endothelial cells caused by oxidative pressure further hinders the supply of microvessels in the ear is widely accepted. Patients with sudden deafness will have some natural hearing recovery, but the recovery rate is about 32-65%. At present, although steroids are still the first line of treatment in the treatment guidelines, none of the intervention methods has been proven effective by empirical medicine.

Hydrogen is colorless, odorless, tasteless and non-toxic. It is the most basic chemical element and raw material. More than 90% of the most abundant elements in the universe are hydrogen, and it is also the smallest, safest, lightest and most element. Under standard temperature and pressure, hydrogen forms diatomic molecules（H2）, which can reduce OH-radicals（the most toxic waste in the body）into water, which can be excreted into urine and reduce the damage of free radicals to the human body. 63% of the important elements in the human body are hydrogen, so hydrogen is indispensable for maintaining the life and health of the human body. According to research reports, hydrogen is extremely small and has strong penetrability. It can easily enter the cells and quickly reach the parts that other antioxidant substances cannot reach, so as to achieve the ideal antioxidant effect. This is an important feature that hydrogen can be used to treat diseases. After years of clinical research, it has been confirmed that it is harmless to the human body and does not remain in the body. Hydrogen is a more stable and efficient antioxidant, and has a positive effect on oxidative damage, inflammatory response, apoptosis and abnormal vascular proliferation.

In cell and clinical animal experiments, there have been relevant literatures on the use of hydrogen to treat cochlear damage, including reducing ototoxicity caused by platinum（chemotherapy drugs）and improving hearing loss caused by noise damage. However, there is no clinical literature at home and abroad to discuss the application of hydrogen and oxygen in hearing loss.

As mentioned above, the purpose of this study is three:

Objective 1 is to investigate the changes of inflammatory index and free radicals in the blood of patients with sudden deafness of unknown etiology; Objective 2 is to explore whether the use of inhaled hydrogen and oxygen can affect the changes of inflammatory index and free radicals in blood; Objective 3 Then indirectly explore whether hydrogen can affect the prognosis of sudden deafness, its accompanying tinnitus or other related symptoms such as autonomic nerves.

（3）Test design

A total of 100 patients with sudden deafness of unknown etiology from May 1, 2020 to April 30, 2022 in Kaohsiung Branch were collected in a prospective study, and the 100 patients were randomly assigned to standard steroid therapy and standard steroid therapy Treatment combined with 2 groups of hydrogen and oxygen inhalation. At the same time, clinical data and blood samples were collected, including age, gender, basic biochemical tests, inflammation index, measurement of free radicals, hearing tests, and subjective questionnaires. First, it was analyzed whether there was no difference in the basic data of the two groups of patients before treatment. To analyze and track whether the in vivo inflammatory status and oxidative stress of the two groups are different due to the difference in inhalation of hydrogen and oxygen, and also analyze whether there are differences in the treatment effects of the two groups, including objective hearing examinations and subjective questionnaire assessments. If there is a difference, can it be linked to changes in inflammation and oxidative stress in the body? This case is collected from the clinical detailed medical records. We will use the research code to represent the identity of the subject. This code has been delinked (the case number and name of the case will not appear) to protect the patient's privacy. For the interview results and diagnosis, all relevant research personnel will maintain a confidential attitude and carefully maintain the privacy of the subjects. If subsequent research results are published, the identities of the subjects will remain confidential.

(4) Expected objectives

If this project can be successfully implemented and it is found that oxyhydrogen has an auxiliary effect on sudden deafness, in addition to the basic research to verify the link between sudden deafness and free radicals and inflammation in the body, it can also be used clinically. It will allow patients with sudden deafness to have one more option for adjuvant treatment, and it is expected to develop new clinical treatment methods and even establish clinical treatment guidelines. In addition, the application field and research of hydrogen-oxygen therapy can also be improved.

## （三）氫氣運用於運動醫學

計畫名稱：量化性吸入氫氧氣體應用在運動醫學的立即性與短期影響

計畫主持人：陳建良

計畫執行機構：義守大學

### 國立成功大學人類研究倫理審查委員會
**National Cheng Kung University Human Research Ethics Committee**

網址：http://rec.chass.ncku.edu.tw/　　　E-mail：em51020@email.ncku.edu.tw
70101台南市大學路1號光復校區雲平大樓東棟北側4樓
電話：886-6-2757575-51020，886-6-2756831

### 審查通過證明

成大倫審會(會)字第 108-451-2 號

案件編號：108-451

計畫名稱：量化性吸入氫氧氣體應用在運動醫學的立即性與短期影響

計畫主持人：陳建良

計畫執行機構：義守大學

核准日期： 109 年 08 月 01 日

有效期限： 111 年 07 月 31 日

期中報告繳交截止日期： 110 年 07 月 31 日

國立成功大學人類研究倫理審查委員會審查通過證明書

## 計畫中文摘要

### 背景

氫氣具備調整細胞氧化還原的功能及抗發炎的特性，研究證實富氫水可以降低自由基的損害。高強度運動訓練亦會產生大量自由基，從而損害身體。雖然有些文獻指出飲用富氫水有助於降低運動疲勞及提升恢復效率。然而，亦有人質疑氫氣溶解於水的溶解度並不高且易受溫度與震動等多項因素而揮發，不易保存使用。

而高強度運動訓練產生的氧化壓力主要在心血管及肌肉系統，若能直接透過呼吸系統攝入應是更直接且更有效地控制吸入劑量。頂尖運動員長期接受高強度的訓練，因運動疲勞導致的自由基傷害較一般人高。如此長期的疲勞累積可能影響訓練成效，或使自律神經系統失衡，甚而造成睡眠障礙。因此本研究採用呼吸高流量氫氧氣體的方式，企圖探討其對甲組棒球員訓練期間的保健效果。

### 目的

本研究目的在探討高強度訓練期間介入高流量氫氧氣體，是否會對甲組棒球隊員有氧運動能力表現，自律神經活性與睡眠品質造成影響。並比較吸入不同劑量的氫氧氣體對頂尖運動員的保健效益，企圖找出效果較佳之劑量使用範圍。

### 假設

在每次例行操練後呼吸不同劑量的氫氧氣體 30 分鐘，

持續 8 週。可明顯改善運動員的心律變異度活性、睡眠品質，以及心肺適能（包括：運動測試持續時間、最大心跳率、最大攝氧量，以及無氧閾值等）。且在呼吸氫氧氣體的流量上具有劑量反應之差異存在。

方法

本研究預計徵募義守大學甲組棒球運動員 45 位，介入氫氧氣體前先讓其填寫維辛式睡眠量表，接受心律變異度檢測，並以漸增式運動測試評估其基礎有氧能力。以其最大耗氧量為基準，均分為能力相當之三組受測族群。兩組實驗組分別吸攝相同濃度（73% 氫氣；27% 氧氣）不同流量（150L/hr vs. 75L/hr）的氫氧氣體；控制組則吸攝空氣（安慰劑組）。

每組以氫氧氣體介入皆須達每週 4 次，每次 30 分鐘，持續進行 8 週。在第 1 週開始、第 4 週以及第 8 週分別進行實驗參數的蒐集，以重複測量分析評估組內（時間）、組間（實驗 vs. 控制），以及 group-by-time（3×3）interaction。

重要性及貢獻

本計畫之目的在釐清短期呼吸氫氧氣體，是否能具體對棒球員之運動表現、自律神經調節，以及睡眠品質等產生明顯改善之效用。並比較不同劑量間的效果差異，用以確認以呼吸方式攝取氫氧氣體在未來臨床上或體育學上的專業應用價值。

本案是研究以氫氧氣體介入來改善運動所致氧化壓力之人體實驗當中，極少數採用心肺途徑攝入氫氧氣之研究的開

端，兼具臨床與學術上的創新價值。

關鍵詞

氫氧氣體、心肺運動測試、自律神經活性、維辛式睡眠量表、耗氧量、運動自覺強度。

## 計劃英文摘要

BACKGROUND: Hydrogen has the function of regulating cell redox and anti-inflammatory, and studies have confirmed that hydrogen-rich water can reduce the damage of free radicals. High-intensity exercise training also produces a lot of free radicals, which can damage the human body. Although some literature indicated that drinking hydrogen-rich water could reduce exercise fatigue and improve recovery efficiency. However, it has also been questioned that the solubility of hydrogen dissolved in water is not high and is susceptible to volatilization due to a number of factors such as temperature and vibration, and is difficult to preserve. The oxidative stress produced by high-intensity exercise training mainly occurs in the cardiovascular and muscular systems. If it can be directly infiltrated through the respiratory system, it should be more direct and more effective in controlling the inhaled dosage. Elite athletes routinely receive high-intensity training, and the free radical damage caused by exercise fatigue is higher than the ordinary people. Such long-term accumulation of fatigue may affect the effectiveness of training, or imbalance of the autonomic nervous system, and even cause sleep disturbances. Therefore, this study used the way of inhaling high-flow oxyhydrogen gas into the lung in an attempt to explore the health effects of A-grade baseball players.

OBJECTIVE: The purpose of this study is to investigate the effects of oxyhydrogen gas on the aerobic capacity, autonomic activity and sleep quality of A-grade baseball players during high-intensity training. In addition, the health benefits of inhaling different doses of oxyhydrogen gas are compared, in an attempt to find a more suitable dose range.

HYPOTHESIS: After routine training, different doses of oxyhydrogen gas are taken for 30 minutes. It should be able to significantly improve athletes' HRV activity, sleep quality, and cardiopulmonary fitness [including: time to exhaustion, maximum heart rate, maximum oxygen consumption（VO2max）, and anaerobic threshold]. There is also a difference in dose response in the flow rate of the oxyhydrogen gas.

METHODS: This study is expected to recruit 45 elite baseball players. First, ask them to complete the Verran and Snyder-Halpern Sleep Scale, receive a measure of HRV, and assess their basic aerobic capacity with an incremental exercise test. According to each participant's VO2max, they will be divided into three groups with similar capabilities. The two groups of experimental groups are exposed to the same concentration（73% hydrogen; 27% oxygen）of different flow rates（150L/hr vs. 75L/hr）of oxyhydrogen gas; the control group is exposed to air（placebo group）. Each group of oxyhydrogen gas must be taken up to 4 times a week for 8 weeks. The experimental parameters will collect at the beginning of the first week, at the 4th and 8th week respectively, and the intra-group, the inter-group, and the group-by-time interaction.

IMPORTANCE AND CONTRIBUTION: This study aims to clarify whether short-term exposure to oxyhydrogen gas can significantly improve the exercise performance, autonomic regulation and sleep quality. The difference in effect between different doses is also compared to confirm the therapeutic implications of oxyhydrogen gas in clinical practice or physical education.

This project is the beginning of research on the use of oxyhydrogen gas to improve the oxidative stress caused by exercise, and rarely uses the cardiopulmonary approach to intake oxyhydrogen gas. It has both clinical and academic value.

Keywords: Oxyhydrogen gas, cardiopulmonary exercise test, autonomic activity, Verran and Snyder-Halpern Sleep Scale, oxygen consumption, rating of perceived exertion

## （四）氫氣運用於社區型肺炎

計畫名稱：探討氫氣吸入對社區型肺炎病患之輔助治療效果及其對微菌叢之影響

計畫主持人：義大癌治療醫院呼吸胸腔科黃明賢副院長

共／協同主持人：魏裕峰／吳俊廷／李和昇／陳鍾岳／陳俊榮／周柏安

## 義大醫療財團法人義大醫院人體試驗委員會

地址：824 高雄市燕巢區義大路 6 號義大醫院人體試驗委員會
承辦人：王蓉云　聯絡電話：07-6151100 轉 5110
E-mail: ed107339@edah.org.tw
發文日期：2020 年 09 月 18 日

### 同意臨床試驗證明書

計畫中文名稱：探討氫氣(Hydrogen gas)吸入對社區型肺炎病患之輔助治療效果及其對微菌叢之影響與相關機轉之研究

計畫主持人：義大癌治療醫院胸腔內科黃明賢副院長

共/協同主持人：魏裕峰/吳俊廷/李和昇/陳鍾岳/陳俊榮/周柏安

本會編號/計畫編號：EMRP38109N

通過日期：2020/09/03

本同意臨床試驗證明書之有效期限至 2021/09/02 止

計畫書：版本：V1，日期：2020/04/07

受試者同意書：版本：V1，日期：2020/04/07

請於西元 2021 年 12 月 02 日前繳交結案報告

**本會組織與執行皆符合ICH-GCP**

**未預期事件或藥品嚴重不良反應通報、後續定期追蹤之程序及應注意事項，請參閱背面。**

人體試驗委員會

主席

義大人體試驗委員會同意臨床試驗證明書

## （五）氫氣運用於改善肺癌病人化療後疲憊、症狀困擾、睡眠之成效

計畫中文名稱：探討氫氣吸入用於改善肺癌病人化學治療後疲憊、症狀困擾、睡眠之成效

計畫主持人：周碧玲 教授

共／協同主持人：楊志仁、吳儀岑

機構名稱：高雄醫學大學

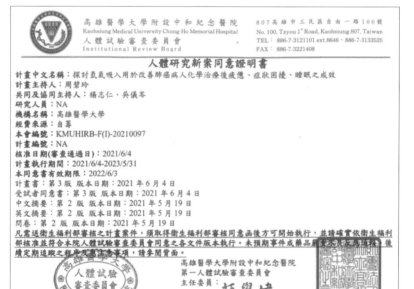

高雄醫學大學人體試驗審查委員會人類研究新案同意證明書

## （六）氫氣運用於慢性阻塞性肺病

計畫名稱：吸入氫氣輔助療法對慢性阻塞性肺病患者的影響

計畫主持人：高雄長庚醫院 胸腔內科 劉世豐 學術組副教授級主治醫師

共同主持人：陳永哲

協同主持人：曾嘉成、郭乃瑛

試驗／研究機構：高雄長庚醫院

長庚醫療財團法人人體試驗倫理委員會
臨床試驗／研究同意證明書

地　　址：105台北市敦化北路199號
傳　　真：03-3494549
聯絡人及電話：張正怡(03)3196200#3713
電子郵件信箱：ccyi@cgmh.org.tw

計畫名稱：吸入氫氣輔助療法對慢性阻塞性肺病患者的影響
本院案號：202001582A3
試驗期間：2021年7月1日~2023年6月30日
本次核准執行期間：2021年7月1日~2022年6月30日
主持人：胸腔內科 劉世豐 學術組副教授級主治醫師
共同主持人：陳永哲
協同主持人：曾嘉成,郭乃瑛
試驗／研究機構：高雄長庚醫院

長庚醫療財團法人人體試驗倫理委員會臨床試驗／研究同意證明書

## 計畫中文摘要

關鍵詞：吸入氫氣輔助療法、慢性阻塞性肺病、氧化壓力

慢性阻塞性肺病的疾病特徵為持續性的呼氣氣流受阻，致病機轉為吸入香菸或其他有害微粒引發肺臟及呼吸道的慢性發炎反應，造成肺實質破壞以及小呼吸道狹窄阻塞，進而導致呼氣氣流受阻及肺部空氣滯積。目前已知致病機轉與氧化壓力的產生、肺部蛋白酶調控的失衡、某些特定發炎細胞有關。肺阻塞為全球重要致死原因，造成社經負擔十分龐大且與日俱增。全球疾病負擔研究顯示在 1990 年居死因第六到 2020 年預計將攀升至第三位。

氫是一種無色、無味、不具毒性，最基本也最安全的化學元素和原料。在標準溫度和壓力之下，氫形成雙原子分子（$H_2$），可將 $OH^-$ 自由基（體內毒性最強的廢棄物）還原成水，排出體外成為尿液，減少自由基對人體的傷害。人體的重要元素有 63% 是氫，氫極為細小且具有強大穿透性，容易進入細胞內而達到理想的抗氧化作用，經多年臨床研究證實對人體無害且不殘留體內。氫氣是更穩定、高效的抗氧化劑，對於氧化損傷、炎症反應、細胞凋亡與血管異常增生具有正面影響。動物研究證實吸入氫氣可以抑制香菸煙霧誘發老鼠 COPD 的發育，這與 ERK1/2 和 NF-$\kappa$B 依賴性炎症反應的降低有關。

因此本研究主旨在探討使用吸入氫氣輔助療法是否能對肺阻塞病患血液中發炎指數及自由基的變化產生影響，而間接影響肺功能及相關症狀的變化。

若能在人體臨床上能率先成功執行，可望在學術上取得突破，慢性阻塞性肺病目前是不可治癒的疾病，雖然有新的藥物發明，肺阻塞依舊為全球重要的致病及致死原因。吸入氫氣輔助療法臨床上若能減緩肺功能惡化速度，症狀改善（mMRC & CAT）甚至血液發炎指數及自由基減少，對社會、經濟及學術將帶來莫大的貢獻。

## 計畫英文摘要

Keywords：inhaled hydrogen adjuvant therapy, chronic obstructive pulmonary disease, oxidative stress

Chronic Obstructive Pulmonary Disease（COPD）is characterized by persistent airflow limitation. The pathogenic mechanism of lung obstruction is changed to inhalation of cigarettes or other harmful particles to cause chronic inflammation of the lungs and respiratory tract. Causes lung parenchymal destruction and small airway stenosis and obstruction, which leads to obstruction of expiratory airflow and air trapping in the lungs, resulting in symptoms such as cough, sputum, wheezing, and difficulty breathing. To date, it is known that the pathogenic mechanism is related to the production of oxidative stress, the imbalance of lung protease regulation, and certain specific inflammatory cells. Accumulating evidences support that ROS is important in the incidence and exacerbation of COPD. First, oxidative stress, such as H2 O2 and isoprostane F2a-III formed by free radical peroxidation of arachidonic acid, may induce reversible airway narrowing by constricting airway smooth muscle. Second, oxidants can promote inflammation by activating NF-kB and other pathways. Finally, oxidative stress can lead to a proteinase–antiproteinase imbalance. COPD is an important cause of death in the world, and the social and economic burden caused by it is huge and increasing day by day. The Global Burden of Disease Study shows that it was the sixth cause of death in 1990 and is expected to climb to third in 2020.

Hydrogen is a colorless, odorless, non-toxic, most basic and safest chemical element and raw material. Under standard temperature and pressure, hydrogen forms diatomic molecules （H2）, which can reduce OH-radicals（the most toxic waste in the body）into water, excreted from the body into urine, and reduce the damage of free radicals to the human body. 63% of the important elements of the human body is hydrogen, so hydrogen is indispensable for maintaining the life and health of the human body. According to research reports, hydrogen is extremely small and has strong penetrating properties. It is easy to enter cells to achieve the ideal antioxidant effect. After years of clinical studies, it is proven that it is harmless to the human body and does not remain in the body. Hydrogen is a more stable and efficient antioxidant, which has a positive effect on oxidative damage, inflammation, cell apoptosis and abnormal blood vessel proliferation. Some animal studies demonstrated that H2 inhalation could inhibit cigarette smoke -induced COPD development in mice, which is associated with reduced ERK1/2 and NF-$\kappa$B-dependent inflammatory responses.

Given the theories mentioned above, the purpose of this study is to explore whether adjuvant therapy of inhaled hydrogen can affect the changes in systemic inflammation and oxidative stress in patients with COPD, and indirectly affect the changes of lung function and related respiratory symptoms. Both subjective and objective measure will be assessed before and after treatment, and will be compared between control and hydrogen inhalation group.

If it can be successfully implemented in the human clinically, a breakthrough is expected in the academic field. COPD is currently an incurable disease. Despite new drug inventions, COPD is still an important cause of death worldwide. Supplementing inhaled hydrogen adjuvant therapy clinically, if lung function can slow down the rate of deterioration, symptoms （mMRC & CAT）improve and even blood inflammation index and free radicals reduce, it will bring great contributions to society, economy and academics.

## （七）氫氣運用於川崎症

計畫名稱：探討吸入性氫氣對川崎症的影響

計畫主持人：翁根本醫師

試驗機構：高雄榮民總醫院

高雄榮民總醫院人體研究倫理審查委員會
KAOHSIUNG V.G.H. Institutional Review Board

TEL：07-3422121-71571
FAX：07-3468344
e-mail：irb@vghks.gov.tw

### 人體研究計畫同意函

計畫名稱：探討吸入性氫氧氣(Hydrogen oxygen gas)對川崎症的影響
計畫編號：KSVGH21-CT7-26
計畫主持人：翁根本醫師 (kpweng@vghks.gov.tw；0975-581955)
通過日期：2021 年 9 月 2 日
通過會期：第 208 次會議
計畫書版本及日期：版本 4，2021 年 7 月 26 日
受試者同意書版本及日期：版本 5，2021 年 8 月 30 日
個案報告表版本及日期：2021 年 7 月 3 日
資料及安全性監測計畫版本及日期：版本 3，2021 年 7 月 26 日
有效期限：2022 年 9 月 1 日
試驗機構：高雄榮民總醫院

主任委員 陳金順

2021 年 9 月 2 日

＊計畫主持人須遵守之規定請見「計畫主持人之職責」。

高雄榮民總醫院人體研究倫理審查委員會人體研究計畫同意函

## （八）氫氣運用於代謝症候群之腸道菌相影響

計畫名稱：探討氫氣對代謝症候群之腸道菌相的影響

計畫主持人：黃明賢副院長（義大癌治療醫院呼吸胸腔科）

共同主持人：葉耀宗教授（輔英科技大學醫學檢驗級生物技術系教授、老化及疾病預防研究中心主任）、王姿允（晶英康健診所／醫療執行長）

執行單位：義大癌治療醫院／呼吸胸腔科

### 義大醫療財團法人義大醫院人體試驗委員會

地址：824 高雄市燕巢區義大路 6 號義大醫院人體試驗委員會
承辦人：范惠鳳，聯絡電話：07-6151100 轉 5110
E-mail: ed103800@edah.org.tw
發文日期：2022 年 01 月 27 日

**同意臨床試驗證明書**

計畫中文名稱：探討氫氣(Hydrogen gas)對代謝症候群之腸道菌相的影響
計畫主持人：義大癌治療醫院胸腔內科黃明賢副院長級主治醫師
共/協同主持人：葉耀宗/王姿允
本會編號/計畫編號：EMRP11110N
通過日期：2022/01/06
本同意臨床試驗證明書之有效期限 2022/11/05 至止

計畫書：版本：V1，日期：2020-12-28
中文摘要：版本：V1，日期：2020-12-28
受試者同意書：版本：V1，日期：2020 年 12 月 28 日

請於西元 2022 年 11 月 05 日前繳交期中報告

本會組織與執行皆符合ICH-GCP
未預期事件或藥品嚴重不良反應通報、後續定期追蹤之程序及應注意事項，請參閱背面。

人體試驗委員會
主席

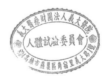

義大人體試驗委員會同意臨床試驗證明書

計畫名稱：探討氫氣（Hydrogen gas）對代謝症候群之腸道菌相的影響

中文摘要

代謝症候群（metabolic syndrome）被定義為一種腹部肥胖，胰島素抗性、高血壓和高脂血症的病理狀況。高達三分之一的成年人患有代謝症候群。其發生的原因主要由於人口老化、生活型態、缺乏運動、高脂飲食及肥胖等因素所造成。內源性氫分子在人體中具有抗發炎的作用、心臟或組織損傷的保護作用。氫分子為人體腸道氣體的主要成分，氫分子可透過其還原能力提供有益的效果，包括對炎症、細胞代謝及選擇性中和具細胞毒性的活性氧化物（ROS），並且，氫氣幾乎不與生物化合物反應，包括在體溫下無催化劑的氧氣，即使高濃度氫分子也沒有細胞毒性。

有趣的是，70％的胃腸道微生物物種具有代謝氫分子的能力，說明氫分子水平可能會影響腸道微生物活動，種群或群落。已知腸道微生物群的數量、類型及多樣性與人體的新陳代謝、能量攝取、免疫功能和營養吸收等作用息息相關，並且腸菌群引起食物發酵產生氫分子的過程。因此，氫分子氣體或許是一種直接的干預方法。可參與腸道菌相的調整或改變改善代謝症候群或其併發症。期望藉由本產學合作計畫，探討代謝症候群病患透過氫分子氣體對於其相關腸道菌群的影響，並了解氫分子氣體的潛在價值，助益及市場之能量。

關鍵字：氫氣、腸道菌相、代謝症候群。

**Abstract**

Since the introduction of the metabolic syndrome operational criteria, the surveillance of metabolic syndrome has garnered considerable research interest. Metabolic syndrome is defined by WHO as a pathologic condition characterized by abdominal obesity, insulin resistance, hypertension, and hyperlipidemia. The prevalence of metabolic syndrome patients is increasing worldwide, and up to one-third of adults have it. There are many versions of the criteria for adult metabolic syndrome in the world. The Health Promotion Administration, Ministry of Health and Welfare also established the clinical diagnostic guidelines in Taiwan in 2004. The occurrence of metabolic syndrome is mainly caused by factors such as the development of science and technology and medical care, the aging of the population, living habits, lack of exercise, high-fat diet, and obesity. In the human body, the number, type and diversity of intestinal microorganism play an important role in our metabolism, energy intake, immune function and nutrient absorption. About 150 years ago, molecular hydrogen has been identified as a main component of intestinal gas in humans, with subsequent studies detailed its production by coliform bacteria of large intestine as a consequence of food fermentation. Endogenous hydrogen molecules have anti-inflammatory effects, protection against heart or tissue damage in humans. It has been demonstrated that Hydrogen could penetrate cytoplasmic membranes, targets intracellular organelles, and selectively neutralizes cytotoxic reactive oxygen species（ROS）. Meanwhile, Hydrogen seems to react with no biological compound, including oxygen gas in the absence of catalysts at body temperature. Hydrogen is reported to have no cytotoxicity even at high concentrations. Moreover, 70% of the gastrointestinal microbial species that encoded genetic capacity to metabolize H2, indicating that H2 levels might affect the gut microbial activity, population, or community. Therefore, inhalation of hydrogen molecular gas may be the most direct treatment. It is currently known that changing the intestinal flora can treat metabolic syndrome or its complications. However, the inhalation of hydrogen molecular gas is unknown to its related intestinal bacteria. Therefore, the impact of inhaling hydrogen molecular gas on the related intestinal flora by metabolic syndrome patients is explored through the industry-university cooperative research project. It is hoped that through the results of this industry-university cooperative research project, EPOCH ENERGY TECHNOLOGY CORP. and consumers can understand the potential value and benefits of inhaling hydrogen molecular gas, enhance consumer confidence and increase the energy of expanding the market.

Keywords: Hydrogen gas, gut microbiota, metabolic syndrome.

## （九）吸入性氫氣對於慢性中風病患者的影響

計畫中文名稱：吸入性氫氣對於慢性中風病患者的影響

計畫主持人：義守大學職能治療學系李秉家教授

共 / 協同主持人：張釘慎、戴逸承、郭和昌、陳建良、陳聖雄

義大醫療財團法人義大醫院人體試驗委員會

地址：824 高雄市燕巢區義大路 6 號義大醫院人體試驗委員會
承辦人：莊惠凤、聯絡電話：07-6151100 轉 5110
E-mail: edirb@edah.org.tw
發文日期：2022 年 04 月 08 日

### 同意臨床試驗證明書

計畫中文名稱：吸入性氫氣對於慢性中風病患者的影響
計畫主持人：義守大學職能治療學系李秉家教授
共/協同主持人：張釘慎/戴逸承/郭和昌/陳建良/陳聖雄
本會編號/計畫編號：EMRP69110N
通過日期：2022/03/31
本同意臨床試驗證明書之有效期限 2023/04/06 至止

計畫書：版本 Version 1，日期：2021/07/26
受試者同意書：版本：（Version 1），日期：（2021/07/26）
海報：版本 Version 1，日期：2021/07/26

請於西元 2023/02/06 前繳交期中報告

**本會組織與執行皆符合ICH-GCP**
未預期事件或藥品嚴重不良反應通報、後續定期追蹤之程序及應注意事項，請參閱背面。

人體試驗委員會
主席

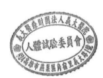

義大人體試驗委員會同意臨床試驗證明書

摘要

就全球而言，缺血性中風是死亡與殘疾的主因。然而，有效且經過批准的治療方法卻僅有透過清除栓塞術或組織胞漿素原活化劑（tPA，一種血栓溶解劑）進行的靜脈血栓溶解療法。氫分子成為新興的治療劑，並於近期受到深入研究。氫分子與正常生理過程中的抗氧化、抗發炎和抗凋亡功能有關，並且可能在中風治療方面發揮重要作用，這點已在幾種給藥類型（包括吸入氫氣、靜脈內或腹腔內注射富氫溶液或飲用富氫水）的眾多臨床前和臨床研究中進行過評估。

除了氫分子的背景機制外，其安全性和有效性也受到仔細評估並且呈現良好結果。所有可用的證據皆顯示，氫分子可能會是未來現實世界中一種極具前景的治療方法。本探討旨在概述氫分子對中風治療的作用，以及對劑量、持續時間和給藥途徑等治療條件和治療程序的進一步改良。

**abstract**

Globally, ischemic stroke is the leading cause of death and disability. However, the only effective and approved treatment is intravenous thrombolytic therapy through clearance embolization or histoplasminogen activator（tPA）, a thrombolytic agent. Hydrogen molecule has become a new therapeutic agent and has been intensively studied recently. Hydrogen molecules are associated with antioxidant, anti-inflammatory and anti-apoptotic functions in normal physiological processes, and may play an important role in stroke treatment. This has been evaluated in numerous preclinical and clinical studies on several types of administration（including hydrogen inhalation, intravenous or intraperitoneal injection of hydrogen rich solution or drinking hydrogen water）. In addition to the background mechanism of hydrogen molecule, its safety and effectiveness have also been carefully evaluated and presented good results. All available evidence shows that hydrogen may be a promising therapeutic method in the future real world. The purpose of this study is to summarize the role of hydrogen molecules in the treatment of stroke, and to further improve the treatment conditions and procedures such as dose, duration and route of administration.

## （十）吸入氫氧混合氣體對於合併肺功能下降之肺纖維化患者氧氣飽和度之影響

計畫中文名稱：吸入氫氧混合氣體對於合併肺功能下降之肺纖維化患者氧氣飽和度之影響

部門／計畫主持人：台北榮民總醫院胸腔部 彭殿王 醫師／教授

協同主持人：柯信國醫師、余文光醫師、周中偉醫師、周昆達醫師、林芳綺醫師、蕭慈慧醫師、蕭逸函醫師、蘇剛正醫師、趙恒勝醫師、陳威志醫師、陳燕溫醫師、陽光耀醫師、馮嘉毅醫師

## 臺北榮民總醫院
### TAIPEI VETERANS GENERAL HOSPITAL
201 SHIH-PAI ROAD. SEC.2
TAIPEI, TAIWAN 11217
REPUBLIC OF CHINA
TEL:(886)-2-2871-2121

## 同意臨床試驗／研究證明書

IRB 編號：2022-05-002C
計畫編號：TATCS-20220301A
計畫名稱：吸入氫氧混和氣體對於合併肺功能下降之肺纖維化患者氧氣飽和度之影響
部門/計畫主持人：胸腔部/ 彭殿王醫師
協同主持人：柯信國醫師、余文光醫師、周中偉醫師、周昆達醫師、林芳綺醫師、蕭慈慧醫師、蕭逸函醫師、蘇剛正醫師、趙恒勝醫師、陳威志醫師、陳燕溫醫師、陽光耀醫師、馮嘉毅醫師
計畫文件版本日期：
1. 計畫書：version 1, 20220301
2. 中文摘要：version 1, 20220301
3. 受試者同意書：version 1, 20220301
4. 資料及安全性計畫：waived
5. 個案報告表：version 1 _ 20220501

依據本委員會標準作業程序、及政府相關法律規章，本計畫案經本院人體試驗委員會(三)111年05月18日第104次會議，於111年05月18日審查通過，有效期限為一年，至112年05月17日止，特此證明。
本委員會的運作符合藥品優良臨床試驗準則及政府相關法律規章。
計畫主持人須依國內相關法令及本院規定通報嚴重不良反應事件及非預期問題。
計畫主持人須於到期前3個月至6週（至少前6週）提出持續審查之申請，本案須經本院人體試驗委員會通過後，方可繼續執行。（凡需送衛生福利部審核之計畫案件，須取得衛生福利部審核同意函後方可開始執行）

臺北榮民總醫院
人體試驗委員會
主任委員
馬旭

中　華　民　國　1　1　1　年　0　5　月　1　8　日

## 計劃中文摘要

研究背景

特發性肺纖維化疾病（idiopathic pulmonary fibrosis, IPF）在台灣的盛行率為 0.7~6.4 個案 / 十萬人，發生率為 0.6~1.4 個案 / 十萬人，雖然低於美國、英國及日本特發性肺纖維化疾病的盛行率及發生率，但台灣特發性肺纖維化診斷後的存活時間中位數只有 0.7 年，比起其他國家之患者，疾病預後明顯不佳。

在台灣特發性肺纖維化疾病的治療，自民國 106 年 3 月及 7 月份起分別通過健保給付之抗纖維化藥物 nintedanib（OFEV）及 Pirfenidone（Pirespa）做為此類患者治療上使用。雖然在抗纖維化藥物治療下，仍有 40% 的患者其肺功能仍然持續下降，並且造成肺部氧合能力下降及氧氣飽和度下降。特發性肺纖維化疾病的致病機轉除了纖維化機轉的過度活化外，其多重原因包括：細胞老化、免疫發炎介質上升、氧化壓力上升及免疫細胞間失衡現象。因此對於僅使用抗纖維藥物治療的特發性肺纖維化患者仍然發生肺功能明顯下降者，有必要針對其他致病機轉尋求其他有效的輔助方法，來改善特發性肺纖維化患者疾病持續進展所引起氧合能力下降及氧氣飽和度下降。

氫是一種無色、無臭、無味、不具毒性，為最基本的化學元素和原料。以化學符號「H」來表示，原子序為 1，由原子核的一個質子和外圍一個電子組成，宇宙中存在最多的元素有 90% 以上是氫氣，也是最小、最安全、最輕、最多的元素。在

標準溫度和壓力之下，氫形成雙原子分子（$H_2$）。可與具有超強氧化能力的 $OH^-$ 自由基（體內毒性最強的廢棄物）還原成水：$2OH^- + H_2 \rightarrow 2H_2O$，對人體無害，排出體外成為尿液。

人體的重要元素有 63% 是氫，因此，氫對於維持人體的生命健康是不可或缺。根據研究報告，氫分子極為細小且具有強大穿透性，可以輕易進入細胞內，如細胞核和粒線體等任何部位。因為，可以快速到達其他抗氧化物質難以達到的部位而達到理想的抗氧化作用，這是氫氣（Hydrogen gas）可以用於治療疾病的一個重要特徵。

氫氣氧氣混合氣體（hydrogen/oxygen mixture）在動物及細胞研究中已被證實具有降低氧化壓力、抗發炎及免疫調節功能，因為氫氣氧氣混合氣體具備上述的功能及效果，因此臨床上正尋求應用於治療創傷、神經退化性疾病、發炎性疾病（Ren 2014）、器官移植、代謝症候群、糖尿病、敗血症、燒傷、化學治療副作用、放射性治療損傷、聽力疾病及子癲前症。Akagi 等研究者針對大腸直腸癌患者，給予每日 3 小時持續 3 個月之吸入氫氣（1.67 liter/min）發現可以減少癌症患者周邊血液中 programmed cell death 1（PD-1）+ CD8+ T cells 數目，進而改善病人的 progression-free survival（PFS）及 overall survival（OS）。

Ono 等研究者在急性腦中風患者急性期時，將病人隨機分派為實驗組 25 人接受吸入 3% 氫氣一小時每日兩次共計兩

週，對照組 25 人為一般性照護，發現氫氣組比較對照組在腦中風嚴重度指標核磁共振影像及神經學上，經統計結果明顯改善。於人體之肺部疾病研究中，Wang 等研究者針對 10 位慢性阻塞性肺病患者及 10 位氣喘患者給予吸入 2.4% 氫氣 40 分鐘後，發現可以降低吐氣冷凝物中之發炎介質 IL-4 及 IL-6 濃度，目前臨床研究結論中皆指出，吸入氫氣氧氣混合氣體是一安全的治療方式。

針對 SARS-CoV2 引起新冠肺炎感染大流行，大陸學者鍾南山教授已將氫氧氣吸入治療應用於超過 2,000 個案，顯示吸入氫氧氣體具有減緩病毒感染引起的免疫發炎風暴、肺部發炎及肺損傷之臨床應用潛力。特發性肺纖維化之疾病病理機轉，來自於肺泡上皮細胞受損後引起氧化壓力上升及免疫發炎反應，此類反應後續造成肺組織間質中之纖維細胞及肌纖維細胞增生和間質堆積增厚現象，引起肺部間質纖維化之臨床變化。氫氣治療具有降低氧化壓力、抗發炎及免疫調節功能，並且吸入氫氣氧氣是一種安全的方式，所以將吸入氫氣氧氣混合氣體使用於已接受抗纖維化藥物治療仍然合併肺功能下降之特發性肺纖維化患者之治療，可能可以減緩纖維化之進展及氧氣下降情況惡化。

本研究目的為探討吸入氫氣氧氣混合氣體 6 個月後，在已接受抗纖維化藥物治療仍然合併肺功能下降之特發性肺纖維化患者，對於其 6 分鐘走路運動測試最低氧合百分比之影響。

Background: The prevalence of idiopathic pulmonary fibrosis（IPF）in Taiwan is 0.7-6.4 cases/100,000 people, and the incidence is 0.6-1.4 cases/100,000 people, although lower than that in the United States and the United Kingdom and the prevalence and incidence of idiopathic pulmonary fibrosis in Japan, but the median survival time after diagnosis of idiopathic pulmonary fibrosis in Taiwan is only 0.7 years. Compared with patients in other countries, the disease prognosis is significantly poor. In the treatment of idiopathic pulmonary fibrosis in Taiwan, the anti-fibrotic drugs nintedanib（OFEV）and Pirfenidone （Pirespa）, which have been paid for by health insurance since March and July of 2017, have been used for the treatment of such patients. Under the treatment of anti-fibrotic drugs, 40% of the patients' lung function continued to decline, resulting in a decrease in pulmonary oxygenation capacity and oxygen saturation, and the pathogenesis of idiopathic pulmonary fibrosis was removed from fibrosis. In addition to the overactivation of machinery, there are multiple causes including: cellular aging, increased immune inflammatory mediators, increased oxidative stress, and imbalance between immune cells, so lung function still occurs in patients with idiopathic pulmonary fibrosis treated with antifibrotic drugs only For those with significant decline, it is necessary to seek other effective auxiliary methods for other pathogenic mechanisms to improve the decline in oxygenation capacity and oxygen saturation caused by the continuous progression of the disease in patients with idiopathic pulmonary fibrosis.

Hydrogen is a colorless, odorless, tasteless and nontoxic chemical element and raw material. Represented by the chemical symbol "H", the atomic sequence is 1, which is composed of a proton in the nucleus and an electron in the periphery. More than 90% of the elements that exist most in the universe are hydrogen, and they are also the smallest, safest, lightest and most elements. At standard temperature and pressure, hydrogen forms diatomic molecules（H2）. It can be reduced with OH free radical（the most toxic waste in the body）with super oxidation capacity to water: 2OH -+H2 → 2H2O, which is harmless to the human body and is discharged into urine. 63% of the important elements of the human body are hydrogen. Therefore, hydrogen is indispensable for maintaining the life and health of the human body. According to the research report, hydrogen molecules are extremely small and have strong penetrability, and can easily enter any part of the cell, such as the nucleus and mitochondria. Because it can quickly reach the parts that are difficult for other antioxidants to reach and achieve the ideal antioxidant effect, this is an important feature of hydrogen gas that can be used to treat diseases.

Hydrogen/oxygen mixture has been proved to have the functions of reducing oxidative pressure, anti inflammation and immune regulation in animal and cell research. Because hydrogen/oxygen mixture has the above functions and effects, it is clinically seeking to be used to treat trauma, neurodegenerative diseases, inflammatory diseases [Ren 2014], organ transplantation, metabolic syndrome, diabetes, sepsis, burns Side effects of chemotherapy, radiation therapy injury, hearing disease and preeclampsia; Akagi and other researchers found that the number of programmed cell death 1（PD-1）+CD8+T cells in the peripheral blood of cancer patients could be reduced by giving 3 hours a day of inhaled hydrogen（1.67 liter/min）for 3 months to colorectal cancer patients, thus improving the patient's progress free survival（PFS）and overall survival（OS）. Ono and other researchers found that, The patients were randomly assigned to 25 patients in the experimental group to receive inhalation of 3% hydrogen twice a day for two weeks, while 25 patients in the control group received general care. It was found that the hydrogen group had significantly improved the MRI image and neurology of the severity index of cerebral apoplexy compared with the control group.

In the study of human lung diseases, Wang and other researchers found that after inhaling 2.4% hydrogen for 40 minutes in 10 patients with chronic obstructive pulmonary disease and 10 patients with asthma, they could reduce the concentration of inflammatory mediators IL-4 and IL-6 in exhalation condensates. At present, clinical research conclusions all pointed out that inhaling hydrogen and oxygen mixture is a safe treatment. In view of the pandemic ofCOVID-19 caused by SARS CoV2,

Professor Zhong Nanshan, a mainland scholar, has applied hydrogen and oxygen inhalation therapy to more than 2000 cases, showing that hydrogen and oxygen inhalation has the clinical application potential to alleviate the immune inflammation storm, lung inflammation and lung injury caused by viral infection. The pathological mechanism of idiopathic pulmonary fibrosis （IPF） comes from the increased oxidative pressure and immune inflammatory reaction caused by the damaged alveolar epithelial cells, which subsequently leads to the proliferation and thickening of fibrocytes and myofibroblasts in the interstitial tissue of the lung, leading to the clinical changes of pulmonary interstitial fibrosis; Hydrogen therapy has the functions of reducing oxidative pressure, anti inflammation and immune regulation, and it is a safe way to inhale hydrogen and oxygen. Therefore, the use of inhaled hydrogen and oxygen mixture in the treatment of patients with idiopathic pulmonary fibrosis who have received anti fibrosis drugs but still have decreased pulmonary function may slow down the progress of fibrosis and the deterioration of oxygen decline. The purpose of this study was to investigate the effect of inhaling hydrogen and oxygen mixture for 6 months on the minimum oxygenation percentage of six minute walking exercise test in patients with idiopathic pulmonary fibrosis who had received anti fibrosis drugs but still had pulmonary function decline.

# 長庚醫療財團法人人體試驗倫理委員會
## 臨床試驗/研究同意證明書

地　　址：105台北市敦化北路199號
傳　　真：03-3494549
聯絡人及電話：曾淑怡(03)3196200#3705
電子郵件信箱：tsengshui@cgmh.org.tw

計畫名稱：　探討氫水(Hydrogen water)對兒童異位性皮膚炎的影響與改善
本院案號：　202201298A3
試驗期間：　2022年10月14日~2025年10月13日

本次核准執行期間：2022年10月14日~2023年9月28日
主持人：　兒童過敏氣喘風濕科 郭和昌 學術組教授 兼主治醫師
試驗/研究機構：　高雄長庚醫院

計畫文件版本日期：
(1)計畫書：　2022/08/17 Version 1.
　　　　　　　2022/09/27 Version 2.
(2)中文摘要：　2022/08/17 Version 1.
　　　　　　　　2022/9/27 Version 2.
(3)受試者同意書：　受試者同意書：2022/08/17 Version 1.
　　　　　　　　　　受試者同意書：2022/10/11 Version 3.
　　　　　　　　　　受試者同意書：2022/9/27 Version 2.
　　　　　　　　　　兒童版受試者同意書：2022/9/27 Version 2.
(4)個案報告表：　2022/08/17 Version 1.
　　　　　　　　　2022/10/11 Version3
(5)其他文件：　2022/09/27 Version 1.

通過日期：2022年10月14日
通過會期：2022年9月29日C委員會
期中報告繳交頻率：一年繳交一次

※下次期中報告繳交截止日期：2023年9月28日，為免影響主持人執行研究之權益，請於截止日前六至八週繳交報告(期中報告繳交頻率為三個月者，得於試驗到期前一個月繳交報告)，以利審查作業進行。若主持人未繳交或延遲繳交期中報告，以致本會無法於核准執行期間到期前，核發下次試驗執行期間，所有的研究活動必須停止，包括：對已參與受試者之介入或各項互動，除非本會認為受試者繼續接受試驗介入或參與試驗顯有益於受試者安全或倫理上符合受試者最佳利益之情形，亦不得再納入新個案，直到期中報告核准為止。

本委員會組織與運作皆遵守GCP規定

長庚醫療財團法人

# 附　錄

·十二回學術研討會
·參考文獻

第一回學術研討會

2020/07/04

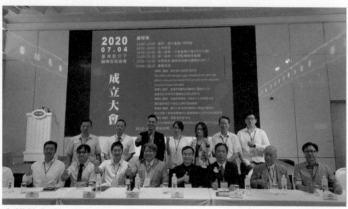

高雄林皇宮

 第二回學術研討會

2020/11/07

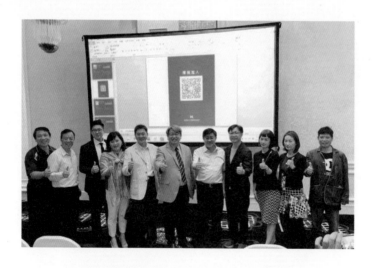

# 臺灣氫分子醫療促進協會
## Taiwan Association for the Promotion of Molecular Hydrogen
### 第二回 學術研討會

時間｜2020/11/07(六)｜13:30～17:00
地點｜林皇宮二樓｜高雄市鼓山區博愛二路99號

| 時間<br>(Time) | 題目<br>(Topic) | 講者<br>(Speaker) | 主持人<br>(Moderator) |
|---|---|---|---|
| 13:30～14:00 | 報到 | 協會秘書處 | |
| 14:00～14:30 | 生物化學的角度探討氫氣於川崎症的治療角色 | 高雄長庚醫院川崎症中心主任 郭和昌 教授 | 崇恩基金會 龔威華 執行長 |
| 14:30～15:00 | 氫氣發展如何由工業進入醫療保健？ | 太田水素工坊友荃科技董事長 林文章 博士 | 臺灣氫分子醫療促進協會 陳麟宇 常務監事 |
| 15:00～15:30 | Coffee Break | | |
| 15:30～16:00 | 吸入性氫氣於慢性阻塞性肺病病人的輔助治療角度 | 高雄長庚醫院呼吸治療科主任 劉世豐 醫師 | 高雄醫學大學護理系 周碧玲 副教授 |
| 16:00～16:30 | 腸道微菌相在氫分子醫學領域可能扮演的角色 | 輔英科技大學老化及疾病預防研究中心主任 葉耀宗 教授 | 臺灣氫分子醫療促進協會 林明賢 秘書長 |
| 16:30～17:00 | 綜合討論 | | 金屬工業研究發展中心 組長 曾俊傑 博士 |

協辦：中華川崎症關懷協會、太田水素工坊生技股份有限公司
學分：臺灣兒科醫學會、胸腔重症醫學會、中華民國醫師公會全國聯合會、臺灣家庭醫學醫學會……申請中。

誠摯邀請您的參與

請掃我填寫
Google報名表單

# 第三回學術研討會

2021/04/25

## 臺灣氫分子醫療促進協會
### Taiwan Association for the Promotion of Molecular Hydrogen

**第三回 學術研討會**

時間 | 2021/04/25(日) | 13:30～17:00

地點 | 台大醫院國際會議中心401廳(台北市中正區徐州路2號)

| 時間<br>(Time) | 題目<br>(Topic) | 講者<br>(Speaker) | 主持人<br>(Moderator) |
|---|---|---|---|
| 13:30～14:00 | 報到 | 協會秘書處 | |
| 14:00～14:30 | 氫水品質及其檢測在促進氫醫研的重要性 | 台灣氫水檢測協會<br>前疾管局副局長<br><br>**施文儀 理事長** | 高雄長庚醫院<br>長庚大學醫學院<br><br>**郭和昌 教授/理事長** |
| 14:30～15:00 | The effect of hydrogen gas inhalation on skin side effects induced by epidermal growth factor receptor tyrosine kinase inhibitor.<br><br>探討吸入性氫氣對肺腺癌病患服用標靶藥物皮膚副作用的影響 | 義大癌治療醫院<br>副院長<br><br>**蕭明賢 教授** | 臺灣氫分子<br>醫療促進協會<br><br>**林明賢 秘書長** |
| 15:00～15:30 | Coffee Break | | |
| 15:30～16:00 | Chemical and biochemical aspects of molecular hydrogen in treating Kawasaki disease and COVID-19<br><br>氫氣運用於川崎症及新冠肺炎的角色 | 高雄長庚醫院<br>生物醫學轉譯研究所<br><br>**陳定澔 博士** | 臺灣氫分子<br>醫療促進協會<br><br>**陳顯宇 常務監事** |
| 16:00～16:30 | Molecular hydrogen improves glucose intolerance and triglyceride levels in diet-induced obese mice<br><br>氫氣吸入改善糖耐受性及三酸甘油脂的動物研究 | 高雄醫學大學整形外科<br>細胞及免疫治療研究室<br><br>**孫益嘉 醫師/主任** | 臺灣氫分子<br>醫療促進協會<br><br>**查妍苓 理事** |
| 16:30～17:00 | 綜合討論 | | |

協辦：中華川崎症關懷協會、太田水素工坊生技股份有限公司

學分：臺灣兒科醫學會、胸腔重症醫學會、中華民國醫師公會
全國聯合會、臺灣家庭醫學醫學會、中華民國護理師護
士公會全國聯合會......申請中。

 誠摯邀請您參與

請掃我填寫
Google報名表單

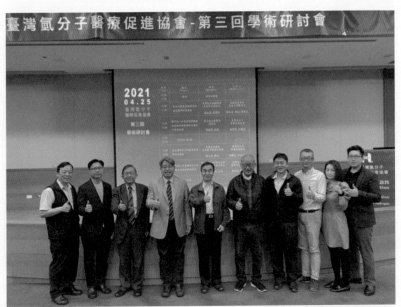

王建烜院長分享吸氫保健就像幫自己買保險的觀念，並自掏腰包買了十本氫知識書籍給現場民眾。

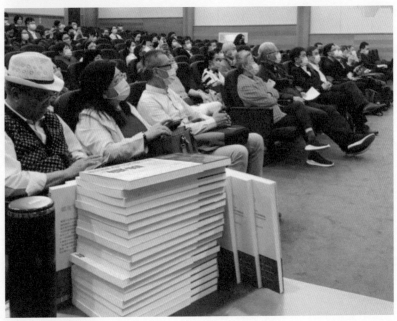

台北台大會議中心

臺灣氫分子醫療促進協會
Taiwan Association for the Promotion of Molecular Hydrogen

### 第四回 學術研討會

時間｜2021/09/25(六)｜13:30～17:00
地點｜林皇宮二樓｜高雄市鼓山區博愛二路99號

| 時間<br>(Time) | 題目<br>(Topic) | 講者<br>(Speaker) | 主持人<br>(Moderator) |
|---|---|---|---|
| 13:30～14:00 | 報到 | 協會秘書處 | |
| 14:00～14:15 | 主席致詞 | 高雄長庚醫院<br>長庚大學醫學院<br>**郭和昌 教授/理事長** | 高雄長庚醫院<br>長庚大學醫學院<br>**郭和昌 教授/理事長** |
| 14:15～14:30 | 貴賓致詞 | | |
| 14:30～15:00 | 探討氫氣吸入對下呼吸道疾病患<br>之輔助治療效果及其對微菌叢之<br>影響與相關機轉之研究計畫 | 義大癌治療醫院<br>副院長<br>**黃明賢 教授** | 臺灣氫分子<br>醫療促進協會<br>**查妍苓 理事** |
| 15:00～15:30 | 氫氣吸入用於改善癌症病人<br>症狀困擾與生活品質之成效 | 高雄醫學大學護理學系<br>高雄醫學大學附設醫院<br>**周汝玲副教授/護理督導** | 臺灣氫分子<br>醫療促進協會<br>**陳麟宇 常務監事** |
| 15:30～16:00 | Coffee Break | | |
| 16:00～16:30 | 吸入氫氣輔助療法對於<br>慢性中風病患的影響 | 義守大學醫學院<br>職能治療學系<br>**李秉家教授** | 臺灣氫分子<br>醫療促進協會<br>**林明賢 秘書長** |
| 16:30～17:00 | 氫氧氣吸入<br>於突發性耳聾的臨床運用 | 高雄長庚醫院耳鼻喉科<br>**吳靖農醫師** | 高雄長庚醫院<br>長庚大學醫學院<br>**郭和昌 教授/理事長** |
| 17:00～17:30 | 綜合討論 | | |

協辦：中華川崎症關懷協會、太田水素工坊生技股份有限公司
學分：家庭醫學會、新陳代謝科、肺癌學會及胸腔重症、台灣兒科醫學會
等相關議題之學分申請中...

理事長

郭和昌 教授 敬邀

 請掃我填寫
Google報名表單

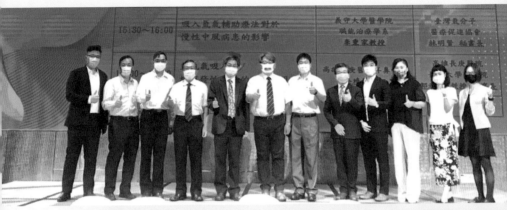

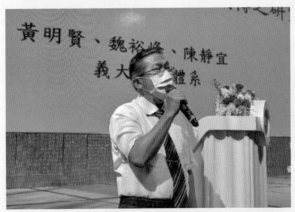

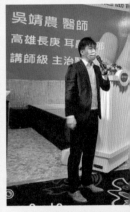

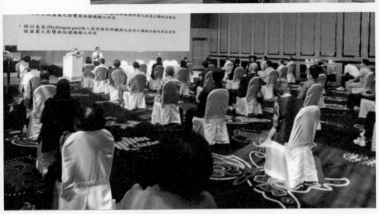

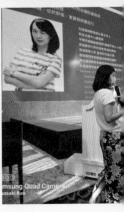

高雄林皇宮

第五回學術研討會　2021/10/30

 臺灣氫分子醫療促進協會
Taiwan Association for the Promotion of Molecular Hydrogen
第五回 學術研討會

時間｜2021/10/30(六)｜14:00～17:00
地點｜一家餐廳｜台東市更生路321號

| 時間<br>(Time) | 題目<br>(Topic) | 講者<br>(Speaker) | 主持人<br>(Moderator) |
|---|---|---|---|
| 14:00～14:30 | 報到 | 協會秘書處 | |
| 14:30～15:00 | 氫氣發展如何由工業進入醫療保健? | 太田水素工坊<br>友荃科技董事長<br>**林文章 博士** | 臺灣氫分子<br>醫療促進協會<br>**查妍芬 理事** |
| 15:00～15:30 | 探討吸入性氫氣對肺腺癌病患服用標靶藥物皮膚副作用的影響 | 義大癌治療醫院<br>副院長<br>**黃明賢 教授** | 臺灣氫分子<br>醫療促進協會<br>**陳麒宇 常務監事** |
| 15:30～16:00 | 吸入性氫氣於慢性阻塞性肺病病人的輔助治療角度 | 高雄長庚醫院<br>呼吸治療科主任<br>**劉世豐 醫師** | 臺灣氫分子醫療<br>促進協會<br>**林明賢 秘書長** |
| 16:00～16:30 | 生物化學的角度探討氫氣於川崎症的治療角色 | 高雄長庚醫院<br>長庚大學醫學院<br>**郭和昌**<br>**教授/理事長** | 高雄長庚醫院<br>兒童內科部副部長<br>**黃瀛賢**<br>**教授/理事長** |
| 16:30～17:00 | 綜合討論 | | 衛福部雙和醫院<br>**謝凱生 教授** |

協辦:中華川崎症關懷協會、太田水素工坊生技股份有限公司
學分:家庭醫學會、新陳代謝科、肺癌學會及胸腔重症、
台灣兒科醫學會等相關議題之學分申請中...

請掃我填寫
Google報名表單

理事長
郭和昌 教授 敬邀

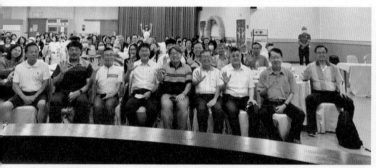
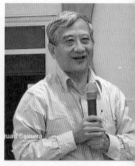

台東一家餐廳

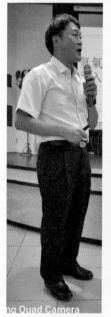
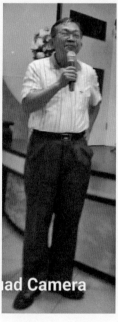
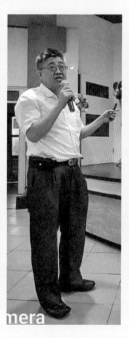
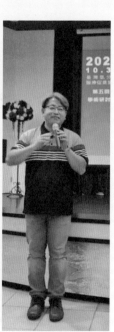

# 第六回學術研討會

2022/03/05

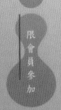

## H₂ 臺灣氫分子醫療促進協會
### Taiwan Association for the Promotion of Molecular Hydrogen

## 第六回 學術研討會

時間 | 2022/03/05(六) | 13:30～17:00
地點 | 台中市全國大飯店 | 台中市西區館前路57號

限會員參加

| 時間<br>(Time) | 題目<br>(Topic) | 講者<br>(Speaker) | 主持人<br>(Moderator) |
|---|---|---|---|
| 13:30～14:00 | 報到、繳會費 | 協會秘書處 | |
| 14:00～14:15 | 主席致詞 | 高雄長庚醫院<br>長庚大學醫學院<br>**郭和昌 教授/理事長** | |
| 14:15～14:30 | 貴賓致詞 | | |
| 14:30～15:00 | 氫分子在巴金森氏症的應用 | 義守大學醫學院<br>職能治療學系<br>**李秉家 教授/系主任** | 臺灣氫分子醫療<br>促進協會<br>**林明賢 秘書長** |
| 15:00～15:30 | 氫分子與皮膚關節發炎疾病 | 大里仁愛醫院<br>內科部風濕免疫科<br>代主任兼病房主任<br>**霍安平 醫師** | 臺灣氫分子<br>醫療促進協會<br>**查妍芬 理事** |
| 15:30～16:00 | 氫氣吸入用於<br>改善癌症病人症狀<br>困擾與生活品質之成效 | 高雄醫學大學護理學系<br>高雄醫學大學附設醫院<br>**周碧玲副教授/護理督導** | 臺灣氫分子<br>醫療促進協會<br>**陳麒宇常務監事** |
| 16:00～16:30 | 氫分子於川崎症運用角色<br>與臨床研究新進展 | 高雄長庚醫院<br>長庚大學醫學院<br>**郭和昌 教授/理事長** | 臺灣氫分子<br>醫療促進協會<br>**林文章副理事長** |
| 16:30～17:00 | 綜合討論 | | |

協辦：中華川崎症關懷協會、太田水素工坊生技股份有限公司
學分：家庭醫學會、新陳代謝科、肺癌學會及胸腔重症、
　　　台灣兒科醫學會等相關議題之學分申請中...

理事長

**郭和昌** 教授 敬邀

請掃我填寫
Google報名表單

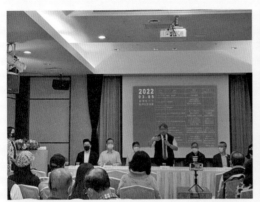

台中全國飯店

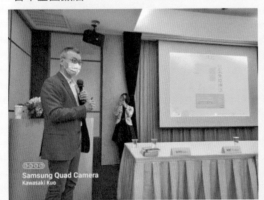

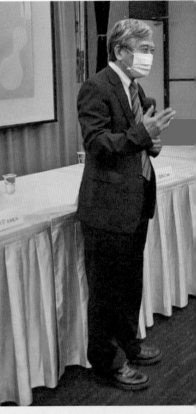

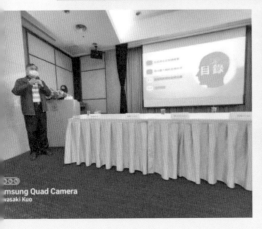

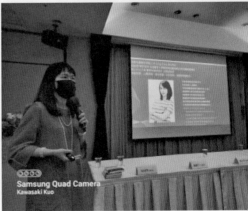

第7回

 臺灣氫分子醫療促進協會
# 學術研討會

### 受邀講者

高雄長庚醫院
長庚大學醫學院
**郭和昌 教授/理事長**

臺灣氫水檢測協會
前疾管局副局長
**施文儀 理事長**

義守大學醫學院職能治療學系
**李秉家 教授/系主任**

輔英科技大學
老化及疾病預防研究中心主任
**葉耀宗 教授**

大里仁愛醫院
風濕過敏免疫科主任
**霍安平 醫師**

中國醫藥大學兒童醫院
**謝凱生 副院長**

| | |
|---|---|
| 時　間 | 2022年8月20日(六)<br>——— 13：30 - 17：00 |
| 地　點 | 國立成功大學光復校區<br>國際會議廳B1第二演講室<br>——— 臺南市大學路1號 |
| 主辦單位 | 臺灣氫分子醫療促進協會 |
| 協辦單位 | 中華川崎症關懷協會<br>太田水素工坊生技股份有限公司 |

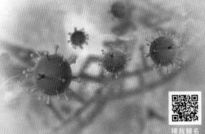

掃我報名

| 時間 | 題目 | 講者 | 主持人 |
|---|---|---|---|
| 13:30-14:00 | 報到 | | |
| 14:00-14:15 | 主席致詞 | 郭和昌 教授/理事長 | |
| 14:15-14:30 | 貴賓致詞 | | |
| 14:30-15:00 | 後COVID-19看氫分子在公共衛生的角色與倡議 | 施文儀 理事長 | 臺灣氫分子醫療促進協會 林文章 副理事長 |
| 15:00-15:30 | 吸入氫氣輔助療法對於慢性中風病患的影響 | 李秉家 教授/系主任 | 臺灣氫分子醫療促進協會 查妍芬 理事 |
| 15:30-16:00 | 以氫氣為基底的輔療對代謝症候群控制及腸道菌相的影響 | 葉耀宗 教授 | 臺灣氫分子醫療促進協會 陳駿宇 常務監事 |
| 16:00-16:30 | 氫分子與皮膚關節發炎疾病 | 霍安平 醫師 | 臺灣氫分子醫療促進協會 林明誼 秘書長 |
| 16:30-17:00 | 綜合討論 | 謝凱生 副院長 | |

Taiwan Association for the Promotion of Molecular Hydrogen.

COVID-19
Stroke
Rheumatology
Gut microorganisms
vice mayor
副市長：戴謙

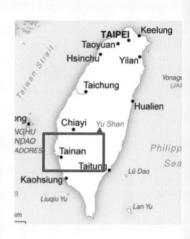

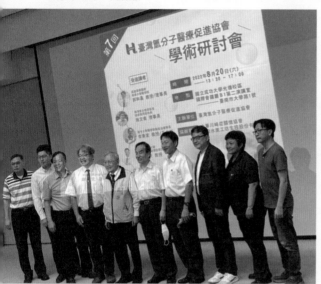

台南成功大學

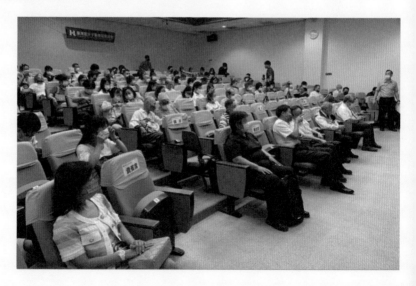

# 第八回學術研討會 & 第一次
# 國際研討會（H₂ research in Taiwan 8ᵗʰ）
## 2022/10/17

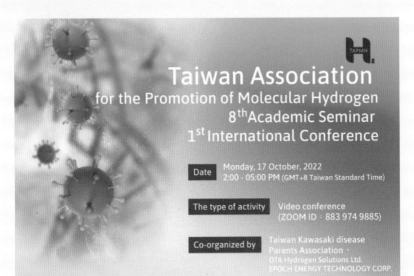

**Taiwan Association**
for the Promotion of Molecular Hydrogen
8ᵗʰ Academic Seminar
1ˢᵗ International Conference

| Date | Monday, 17 October, 2022 2:00 - 05:00 PM (GMT+8 Taiwan Standard Time) |

| The type of activity | Video conference (ZOOM ID：883 974 9885) |

| Co-organized by | Taiwan Kawasaki disease Parents Association、 OTA Hydrogen Solutions Ltd. EPOCH ENERGY TECHNOLOGY CORP. |

| | Topic | The speaker |
|---|---|---|
| 02:00-02:15 (15 mins) | Registration | Chair: **Chung-Kai Tiao** |
| 02:15-02:30 (15 mins) | Opening - Introducing distinguished guests and speakers | **Sam Lin** Secretary-general of TAMPH |
| 02:30-03:00 (30 mins) | Emerging Adjunctive Therapy of Hydrogen for Stroke Patients | **Ping-Chia Li, PhD, OTR** Professor and Chair of Occupational Therapy, Kaohsiung Ishou University College of Medicine Ishou University, Kaohsiung, Taiwan. |
| 03:00-03:30 (30 mins) | Biochemical Aspects of Molecular Hydrogen in Treating Kawasaki Disease and COVID-19 | **Mindy Ming-Huey Guo, MD, PhD** Assistant Professor, Kawasaki Disease Center, Kaohsiung Chang Gung Memorial Hospital, Kaohsiung, Taiwan. |
| 03:30-04:00 (30 mins) | Clinical Research of Molecular hydrogen in Taiwan | **Ho-Chang Kuo, MD, PhD** Professor and Chief of Kawasaki Disease Center, Kaohsiung Chang Gung Memorial Hospital, Kaohsiung, Taiwan. College of Medicine, Chang Gung University, Taoyuan, Taiwan. |
| 04:00-04:30 (30 mins) | Panel Discussion (Q&A) Attendee: All speakers | Chair: **Ho-Chang Kuo, MD, PhD** |

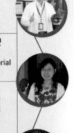

Ho-Chang Kuo The Chairman of TAPMH

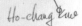

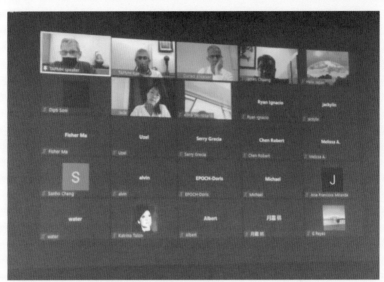

李秉家 教授、郭明慧 醫師、郭和昌 醫師

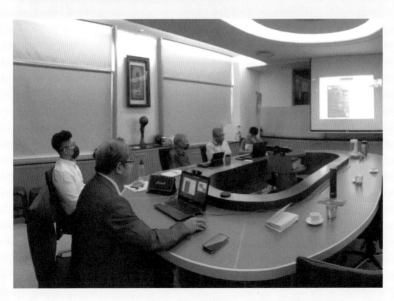

# 第九回學術研討會

2022/12/21

## 氫 X 醫療 職能治療學術分享

太田水素工坊是氫美氧生機的研發製造商,於2016年將氫氧技術授權於日本,並與日本熊本免疫綜合醫院院長赤木純兒醫師進行全球首次癌症臨床治療實驗,同年12月日本厚生勞動省也將氫氣輔助治療那如國家先進醫療B類,為氫分子醫學展開新的里程碑。

太田水素正在台灣推廣氫分子醫療促進計畫,誠摯地邀請您共同參與。

### 學術分享:吸入氫氣輔助療法對於慢性中風病患者的影響

主講:義守大學醫學院職能治療系系主任 李秉家教授

時間:111 / 12 / 21 下午13:00-16:30

地點:高雄軟體科技園區 401會議室

報名位置 https://forms.gle/rB9HRRJoVtS6DEC5A

免費報名,場地座位有限,敬請事先報名,以免向隅!

掃我報名

| 時間 | 內容 |
|---|---|
| 13:00-13:30 | 單位報到 |
| 13:30-14:30 | 吸入氫氣輔助療法對於慢性中風病患者的影響<br>主講:義守大學醫學院職能治療系系主任 李秉家教授 |
| 14:30-14:50 | Q & A |
| 14:50-15:00 | 中場休息 |
| 15:00-16:30 | 各項諮詢 |

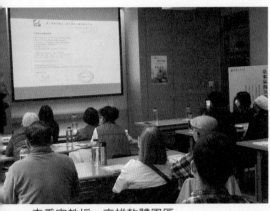

## 誠徵臨床研究自願受試者

本院的醫療團隊正在進行一項**吸入性氫氣**的臨床試驗，研究對於慢性中風者的**動作功能與日常生活**的復健效果。

如果您具有以下條件，您可能符合參加的資格

1. 年齡介於20-75歲之間
2. 診斷為左大腦或右大腦梗塞，中風超過三個月
3. 三個月內未曾參與其他復健相關試驗或藥物試驗
4. 非癲癇的高危險族群

### 主要配合事項

 我們會協助您使用「氫氧機」，您可以在一不受干擾的環境吸取氫氣和氧氣，濃度為 73% 氫氣+27% 氧氣。

注意事項如下：

* 本試驗須接受治療兩個月，過程中會有前測、後測兩次評估。
* 若您符合參加資格，並且可以配合完成所有試驗步驟，我們將提供您營養補助費 300 元。
  如果您想進一步了解試驗內容，請聯絡計畫主持人：
  李秉家(07)6151100#7513

文宣版本：Version1　日期：2021/07/26

李秉家教授，高雄軟體園區

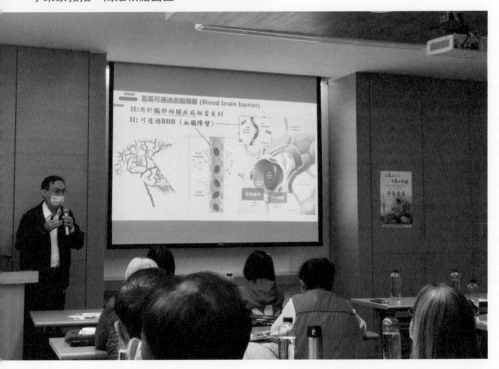

# 第十回學術研討會_日本東京
## 2023/03/05

International Association for Hydrogen Medical Science
Kowado building 342-10 Yamabukicho, shinjuku-ku, Tokyo-to Japan 162-0801
TEL   03-6280-8241   FAX   03-6280-8242

## INVITATION LETTER

Japan-Taiwan Exchange Association   ·

Dear Ho-Chang Kuo
International Association for Hydrogen Medical Science would like to invite the person mentioned below for academic conference.
Your prompt arrangement will be much appreciated.

Name of the person to be invited
MR. Ho-Chang Kuo (Kaohsiung Chang Gung Memorial Hospital)

Purpose
Academic conference

Background to invitation
Annual conference to present clinical research of molecular hydrogen.

Period
From March 4th to March 6th , 2023

Adress in Japan
PRINCE HOTEL SHINAGAWA
10-30 Takanawa 4-chome, Minato-ku Tokyo, 108-8611 Japan Tel: +81-(0)3-3440-1111

We guarantee to undertake full responsibilities for all the expense while he is in Japan.
Thank you and we shall be pleased to provide you with any further information that may be required by you.
Sincerely Yours,

Junji Akagi
Chairperson of International Association for Hydrogen Medical Science

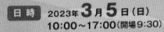

日本東京

第11回

# 臺灣氫分子醫療促進協會

Taiwan Association for the Promotion of Molecular Hydrogen.

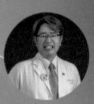

高雄長庚醫院
長庚大學醫學院
郭和昌 教授/理事長

## 氫分子在台灣的研究與應用

主講： 臺灣氫分子醫療促進協會 郭和昌理事長

時間： 112 / 03 / 20 (一) 上午10:00–11:00

地點： 高雄市鹽埕區七賢二路472號8樓（五互學堂）

免費報名，場地座位有限，敬請事先報名，以免向隅！

掃我報名

Taiwan Association for the
Promotion of Molecular Hydrogen.

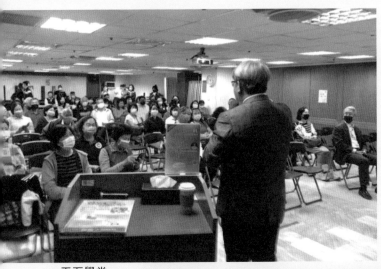

五互學堂

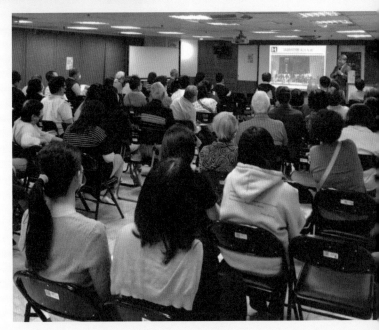

# 第十二回學術研討會

2023/05/06

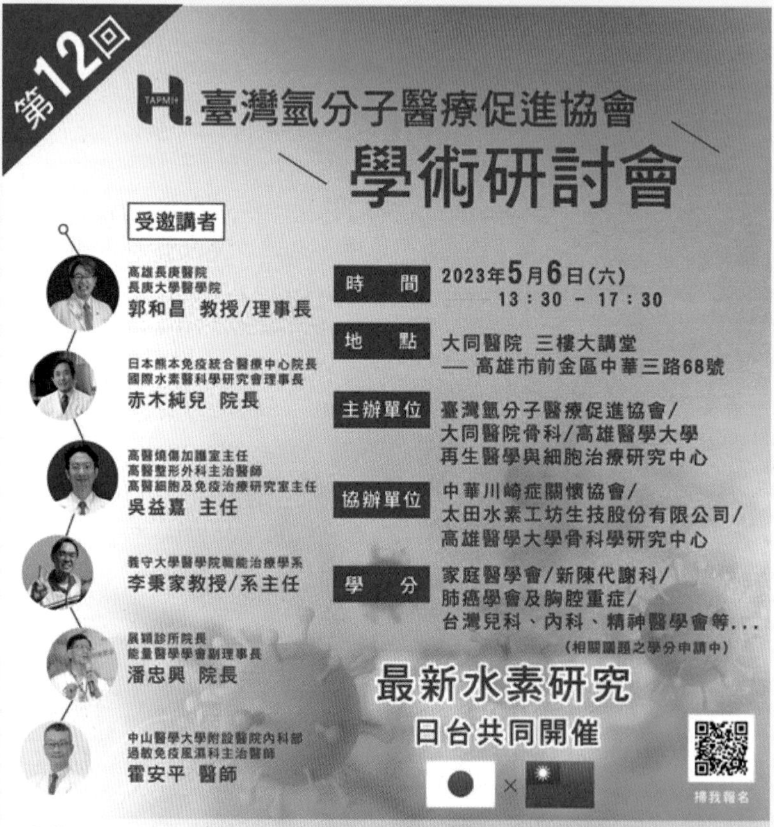

第12回
臺灣氫分子醫療促進協會
學術研討會
受邀講者
高雄長庚醫院
長庚大學醫學院
郭和昌 教授/理事長
日本熊本免疫統合醫療中心院長
國際水素醫科學研究會理事長
赤木純兒 院長
高醫燒傷加護室主任
高醫整形外科主治醫師
高醫細胞及免疫治療研究室主任
吳益嘉 主任
義守大學醫學院職能治療學系
李秉家教授/系主任
展穎診所院長
能量醫學學會副理事長
潘忠興 院長
中山醫學大學附設醫院內科部
過敏免疫風濕科主治醫師
霍安平 醫師
時間
2023年5月6日(六)
13：30 - 17：30
地點
大同醫院 三樓大講堂
— 高雄市前金區中華三路68號
主辦單位
臺灣氫分子醫療促進協會/
大同醫院骨科/高雄醫學大學
再生醫學與細胞治療研究中心
協辦單位
中華川崎症關懷協會/
太田水素工坊生技股份有限公司/
高雄醫學大學骨科學研究中心
學分
家庭醫學會/新陳代謝科/
肺癌學會及胸腔重症/
台灣兒科、內科、精神醫學會等...
(相關議題之學分申請中)
最新水素研究
日台共同開催
掃我報名


| 時間 | 題目 | 講者 | 主持人 |
|---|---|---|---|
| 13:30-14:00 | 報到 | | |
| 14:00-14:15 | 主席致詞 | 郭和昌 教授/理事長 | 臺灣氫分子醫療促進協會 壹妍芬 理事 |
| 14:15-14:30 | 貴賓致詞 | | |
| 14:30-15:00 | 以免疫療法讓癌症不用手術的時代到來? | 赤木純兒 院長 | 臺灣氫分子醫療促進協會 郭和昌 理事長 |
| 15:00-15:30 | 台灣氫分子臨床研究與運用 | 郭和昌 教授/理事長 | 臺灣氫分子醫療促進協會 林文章 副理事長 |
| 15:30-16:00 | 氫氣運用於肥胖老鼠改善血脂及糖耐受性的研究報告 | 吳益嘉 主任 | 臺灣氫分子醫療促進協會 陳郁宇 常務監事 |
| 16:00-16:30 | 吸入氫氣輔助療法對於慢性中風病患的影響 | 李秉家教授/系主任 | 臺灣氫分子醫療促進協會 黃瀛賢 理事 |
| 16:30-17:00 | 氫醫療在整體健康促進的應用 | 潘忠興 醫師 | 臺灣氫分子醫療促進協會 林明賢 秘書長 |
| 17:00-17:30 | 綜合討論 | 霍安平醫師 | 臺灣氫分子醫療促進協會 壹妍芬 理事 |

# 研討會花絮紀錄

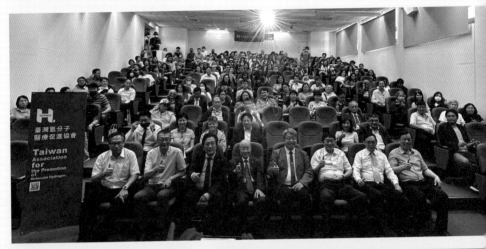

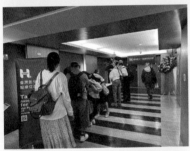

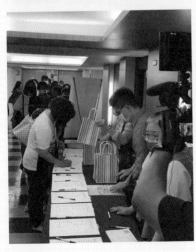

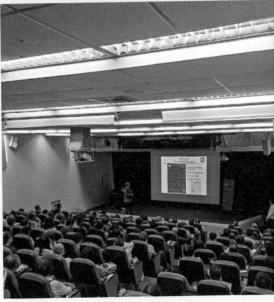

掃碼觀看更多內容
發現新台灣專訪影片

▶ 氫分子醫學革命
　醫療領域新觀念

# 參考文獻

## 第二章

1. https://blogcastle.lib.fcu.edu.tw/archives/435 逢甲大學圖書館
2. 孫學軍（2013）。氫分子生物學。第二軍醫大學出版社。
3. 楊兆娜, 瑞, 喬., 張宇童, 羚, 馬., 鄧子宣, 馬雪梅, & 飛, 謝.（2014）。氫分子生物醫學研究進展。標記免疫分析與臨床
4. 慶應大學研究文章：http://www.hosp.keio.ac.jp/about/yakuwari/senshin/senshin16.ht
5. Ohsawa, I., Ishikawa, M., Takahashi, K., Watanabe, M., Nishimaki, K., Yamagata, K., ... Ohta, S.（2007）. Hydrogen acts as a therapeutic antioxidant by selectively reducing cytotoxic oxygen radicals. Nature medicine, 13（6）, 688-694.
6. 政府研究資訊系統 GRB：https://www.grb.gov.tw/
7. 太田水素工坊生技股份有限公司：www.ota-hydrogen.com

## 第三章

1. Sergio Rius-Pérez, Isabel Torres-Cuevas, Iván Millán, Ángel L. Ortega, Salvador Pérez.（2020,Mar 09）. PGC-1 $\alpha$, Inflammation, and Oxidative Stress: An Integrative View in Metabolism.Hindawi. https://www.hindawi.com/journals/omcl/2020/1452696/
2. Zhou S, Si H, Peng L, Shen B. [The role of chondrocyte mitochondrial biogenesis in the pathogenesis of osteoarthritis]. Zhongguo Xiu Fu Chong Jian Wai Ke Za Zhi. 2022 Feb 15;36（2）:242-248. Chinese. doi: 10.7507/1002-1892.202109091. PMID: 35172413; PMCID: PMC8863531.https://www.ncbi.nlm.nih.gov/pmc/articles/PMC8863531/#b22
3. Zheng B, Liao Z, Locascio JJ, Lesniak KA, Roderick SS, Watt ML, Eklund AC, Zhang-James Y, Kim PD, Hauser MA, Grünblatt E, Moran LB, Mandel SA, Riederer P, Miller RM, Federoff HJ, Wüllner U, Papapetropoulos S, Youdim MB, Cantuti-Castelvetri I, Young AB, Vance JM, Davis RL, Hedreen JC, Adler CH, Beach TG, Graeber MB, Middleton FA, Rochet JC, Scherzer CR; Global PD Gene Expression（GPEX）Consortium. PGC-1 $\alpha$, a potential therapeutic target for early intervention in Parkinson's disease. Sci Transl Med. 2010 Oct 6;2（52）:52ra73. doi: 10.1126/scitranslmed.3001059. PMID: 20926834; PMCID: PMC3129986. https://pubmed.ncbi.nlm.nih.gov/20926834/

吸氫保健康

4. 鄭金寶. 健康食品新寵兒──輔酶 Q10. 台大校友會雙月刊. 第 53 期第 65 頁至第 67 頁 https://www.ntuh.gov.tw/neur/Fpage.action？fid=4255
5. Hernández-Camacho JD, Bernier M, López-Lluch G, Navas P. Coenzyme Q10 Supplementation in Aging and Disease. Front Physiol. 2018 Feb 5;9:44. doi: 10.3389/fphys.2018.00044. PMID: 29459830; PMCID: PMC5807419.

# 第五章

1. https://zh.wikipedia.org/zh-tw/ 肺癌維基百科
2. Kozuki T. Skin problems and EGFR-tyrosine kinase inhibitor. Jpn J Clin Oncol 2016 46（4）; 291-8.
3. Ohsawa I, Ishikawa M, Takahashi K, Watanabe M, Nishimaki K, Yamagata K, Katsura K, Katayama Y, Asoh S, Ohta S. Hydrogen acts as a therapeutic antioxidant by selectively reducing cytotoxic oxygen radicals. Nat Med. 2007 Jun;13（6）:688-94.
4. Ono H, Nishijima Y, Ohta S, Sakamoto M, Kinone K, Horikosi T, Tamaki M, Takeshita H, Futatuki T, Ohishi W, Ishiguro T, Okamoto S, Ishii S, Takanami H. Hydrogen Gas Inhalation Treatment in Acute Cerebral Infarction: A Randomized Controlled Clinical Study on Safety and Neuroprotection. J Stroke Cerebrovasc Dis. 2017 Nov;26（11）:2587-2594.
5. Akagi J, Baba H. Hydrogen gas restores exhausted CD8+ T cells in patients with advanced colorectal cancer to improve prognosis. Oncol Rep. 2019 Jan;41（1）:301-311.
6. http://www.ota-hydrogen.com/ 太田水素工坊生技股份有限公司
7. http://h2bestdrug.blogspot.com/ 氫分子醫學保健疾病醫療論文彙集
8. https://clinicaltrials.gov/ct2/show/NCT02765295？term=hydrogen+gas&rank=11
9. https://clinicaltrials.gov/ct2/show/NCT02961387？term=hydrogen+gas&rank=13
10. Efficacy and Safety of Hydrogen Inhalation on Bronchiectasis: A Randomized, Multi-center, Double-blind Study - Full Text View - ClinicalTrials.gov
11. Takatsuki S, Ito Y, Takeuchi D, Hoshida H, Nakayama T, Matsuura H, Saji IVIG reduced vascular oxidative stress in patients with Kawasaki disease. Circ J. 2009 Jul;73（7）:1315-8.
12. Yahata T, Hamaoka K. Oxidative stress and Kawasaki disease: how is oxidative stress involved from the acute stage to the chronic stage？Rheumatology（Oxford）. 2017 Jan;56（1）:6-13.
13. Ishikawa T, Seki K. The association between oxidative stress and endothelial dysfunction in early childhood patients with Kawasaki disease. BMC Cardiovasc Disord. 2018 Feb 9;18（1）:30.

14. Hydrogen（H2）treatment for acute erythymatous skin diseases. A report of 4 patients with safety data and a non-controlled feasibility study with H2 concentration measurement on two volunteers. Med Gas Res. 2012 May 20;2（1）:14.

15. https://pneumonia.idtaiwanguideline.org/ 2018 臺灣肺炎診治指引。及 https://en.wikipedia.org/wiki/Pneumonia 維基百科

16. Yahata T, Hamaoka K. Oxidative stress and Kawasaki disease: how is oxidative stress involved from the acute stage to the chronic stage？ Rheumatology（Oxford）. 2017 Jan;56（1）:6-13.

17. Rochette, L.; Zeller, M.; Cottin, Y.; Vergely, C. Antitumor Activity of Protons and Molecular Hydrogen: Underlying Mechanisms Cancers 2021, 13, 893.

18. Terasaki Y, Ohsawa I, Terasaki M, Takahashi M, Kunugi S, Dedong K, Urushiyama H, Amenomori S, Kaneko-Togashi M, Kuwahara N, Ishikawa A, Kamimura N, Ohta S, Fukuda Y. Hydrogen therapy attenuates irradiation-induced lung damage by reducing oxidative stress. Am J Physiol Lung Cell Mol Physiol 301: L415–L426, 2011

19. Huang CS, Kawamura T, Lee S, Tochigi N, Shigemura N, Buchholz BM, Kloke JD, Billiar TR, Toyoda Y, Nakao A. Hydrogen inhalation ameliorates ventilator-induced lung injury. Crit Care. 2010; 14（6）: R234.

20. Yang F, Yue R, Luo X, Liu R and Huang X（2020）Hydrogen: A Potential New Adjuvant Therapy for COVID-19 Patients. Front. Pharmacol. 11:543718

21. Guan WJ, Wei CH, Chen AL, Sun XC, Guo GY, Zou X, Shi JD, Lai PZ, Zheng ZG, Zhong NS. Hydrogen/oxygen mixed gas inhalation improves disease severity and dyspnea in patients with Coronavirus disease 2019 in a recent multicenter, open-label clinical trial. J Thorac Dis. 2020 Jun;12（6）:3448-3452.

22. Lin HY, Lai PC, Chen WL. A narrative review of hydrogen-oxygen mixture for medical purpose and the inhaler thereof. .Med Gas Res. 2020 Oct-Dec;10（4）:193-200.

23. Chen KD, Lin WC and Kuo HC. Chemical and Biochemical Aspects of Molecular Hydrogen in Treating Kawasaki Disease and COVID-19. Chem. Res. Toxicol. 2021, 34, 952  958.

24. Sies, H. Oxidative stress: A concept in redox biology and medicine. Redox Biol. 2015, 4, 180–183.

25. Hydrogen Gas Therapy: From Preclinical Studies to Clinical Trials. Sano M, Tamura T. Curr Pharm Des. 2021;27（5）:650-658.

26. Yang M, Dong Y, He Q, Zhu P, Zhuang Q, Shen J, Zhang X, Zhao M. Hydrogen: A Novel Option in Human Disease Treatment. Oxid Med Cell Longev. 2020 Sep 5;2020:8384742.

27. Nogueira JE, Amorim MR, Pinto AP, da Rocha AL, da Silva ASR, Branco

LGS. Molecular hydrogen downregulates acute exhaustive exercise-induced skeletal muscle damage. Can J Physiol Pharmacol. 2020 Dec 23. doi: 10.1139/cjpp-2020-0297.

## 第六章

1. https://goldcopd.org/
2. Lozano R, Naghavi M, Foreman K, et al. Global and regional mortality from 235 causes of death for 20 age groups in 1990 and 2010: a systematic analysis for the Global Burden of Disease Study 2010. Lancet 2012; 380（9859）: 2095-128.
3. Vos T, Flaxman AD, Naghavi M, et al. Years lived with disability（YLDs）for 1160 sequelae of 289 diseases and injuries 1990-2010: a systematic analysis for the Global Burden of Disease Study 2010. Lancet 2012; 380（9859）: 2163-96.
4. Hogg JC, Timens W. The pathology of chronic obstructive pulmonary disease. Annu Rev Pathol 2009; 4: 435-59.
5. Sze MA, Dimitriu PA, Suzuki M, et al. Host Response to the Lung Microbiome in Chronic Obstructive Pulmonary Disease. Am J Respir Crit Care Med 2015; 192（4）: 438-45.
6. Lee SH, Goswami S, Grudo A, et al. Antielastin autoimmunity in tobacco smoking-induced emphysema. Nat Med 2007;13（5）: 567-9.
7. Barnes PJ. Inflammatory mechanisms in patients with chronic obstructive pulmonary disease. J Allergy Clin Immunol2016; 138（1）: 16-27.
8. Domej W, Oettl K, Renner W. Oxidative stress and free radicals in COPD-- implications and relevance for treatment. Int J Chron Obstruct Pulmon Dis 2014; 9: 1207-24.
9. Menezes AM, Hallal PC, Perez-Padilla R, et al. Tuberculosis and airflow obstruction: evidence from the PLATINO study in Latin America. Eur Respir J 2007; 30（6）: 1180-5.
10. Malhotra D, Thimmulappa R, Vij N, et al. Heightened endoplasmic reticulum stress in the lungs of patients with chronic obstructive pulmonary disease: the role of Nrf2-regulated proteasomal activity. Am J Respir Crit Care Med 2009; 180（12）: 1196-207.
11. http://h2bestdrug.blogspot.com/ 氫分子醫學保健疾病醫療論文彙集
12. https://clinicaltrials.gov/ct2/show/NCT02765295 Efficacy and Safety of Hydrogen Inhalation on Bronchiectasis: A Randomized, Multi-center, Double-blind Study - Full Text View - ClinicalTrials.gov
13. Ohsawa I, Ishikawa M, Takahashi K, Watanabe M, Nishimaki K, Yamagata K, Katsura K, Katayama Y, Asoh S, Ohta S. Hydrogen acts as a therapeutic

antioxidant by selectively reducing cytotoxic oxygen radicals. Nat Med. 2007;13:688-94.

14. Gharib B, Hanna S, Abdallahi OM, et al. Antiinflammatory properties of molecular hydrogen:investigation on parasite-induced liver inflammation. C R Acad Sci III 2001;324:719-24.

15. Xie K, Yu Y, Pei Y, et al. Protective effects of hydrogen gas on murine polymicrobial sepsis via reducing oxidative stress and HMGB1 release. Shock 2010;34:90-7.

16. Sun Q, Kang Z, Cai J, et al. Hydrogen-rich saline protects myocardium against ischemia/reperfusion injury in rats. Exp Biol Med（Maywood）2009;234:1212-9.

17. Itoh T, Hamada N, Terazawa R, et al. Molecular hydrogen inhibits lipopolysnitric oxide production through modulation of signal transduction in macrophages. Biochem Biophys Res Commun 2011;411:143-9.

18. Kajiyama S, Hasegawa G, Asano M, et al. Supplementation of hydrogen-rich water improves lipid and glucose metabolism in patients with type 2 diabetes or impaired glucose tolerance. Nutr Res 2008;28:137-43.

19. Ishibashi T, Sato B, Rikitake M, et al. Consumption of water containing a high concentration of molecular hydrogen reduces oxidative stress and disease activity in patients with rheumatoid arthritis: an open-label pilot study. Med Gas Res 2012;2:27.

20. Sun Q, Cai J, Liu S, et al. Hydrogen-rich saline provides protection against hyperoxic lung injury. J Surg Res 2011;165:e43-9.

21. Huang CS, Kawamura T, Peng X, et al. Hydrogen inhalation reduced epithelial apoptosis in ventilator-induced lung injury via a mechanism involving nuclear factor-kappa B activation. Biochem Biophys Res Commun accharide/interferon gamma-induced2011;408:253-8.

22. Xiao M, Zhu T, Wang T, et al. Hydrogen-rich saline reduces airway remodeling via inactivation of NF-kappaB in a murine model of asthma. Eur Rev Med Pharmacol Sci 2013;17:1033-43.

23. Nakayama M, Nakano H, Hamada H, et al. A novel bioactive haemodialysis system using dissolved dihydrogen（H2）produced by water electrolysis: a clinical trial.Nephrol Dial Transplant 2010;25:3026-33.

24. Lu W, Li D, Hu J, Mei H, Shu J, Long Z, Yuan L, Li D, Guan R, Li Y, Xu J, Wang T, Yao H, Zhong N, Zheng Z.Lu W, et al. Hydrogen gas inhalation protects against cigarette smoke-induced COPD development in mice. J Thorac Dis. 2018;10:3232-3243.

25. Liu X, Ma C, Wang X, Wang W, Li Z, Wang X, Wang P, Sun W, Xue B.Liu X, et al. Hydrogen coadministration slows the development of COPD-like lung disease in a cigarette smoke-induced rat model. Int J Chron Obstruct Pulmon

Dis. 2017;12:1309-1324.

26. Suzuki Y, Sato T, Sugimoto M, Baskoro H, Karasutani K, Mitsui A, Nurwidya F, Arano N, Kodama Y, Hirano SI, et al. Hydrogen-rich pure water prevents cigarette smoke-induced pulmonary emphysema in SMP30 knockout mice Biochem Biophys Res Commun . 2017;492:74-81.

27. Ning Y, Shang Y, Huang H, et al. Attenuation of cigarette smoke-induced airway mucus production by hydrogen-rich saline in rats. PLoS One 2013;8:e83429.

28. Su JC, Zhang Y, Cheng C. Hydrogen regulates the M1/M2 polarization of alveolar macrophages in a rat model of chronic obstructive pulmonary disease. Exp Lung reseach 2021 ;47（7）:301-310

29. Wang ST, Bao C, He Y, Tian X, Yang Y, Zhang T, Xu KF.Wang ST, et al.

30. Hydrogen gas（XEN）inhalation ameliorates airway inflammation in asthma and COPD patients. QJM. 2020;113（12）:870-875.

31. Ze-Guang Zheng ZG, Sun WZ, Hu1SW, et al. Hydrogen/oxygen therapy for the treatment of an acute exacerbation of chronic obstructive pulmonary disease: results of a multicenter, randomized, double-blind, parallel-group controlled trial. Respiratory research 2021; 22;149

# 第九章

1. Anttila, J.E., Whitaker, K.W., Wires, E.S., Harvey, B.K., and Airavaara, M.（2017）. Role of microglia in ischemic focal stroke and recovery: focus on Toll-like receptors. Prog Neuropsychopharmacol Biol Psychiatry 79, 3-14.

2. Bai, X., Liu, S., Yuan, L., Xie, Y., Li, T., Wang, L., Wang, X., Zhang, T., Qin, S., Song, G., Ge, L., and Wang, Z.（2016）. Hydrogen-rich saline mediates neuroprotection through the regulation of endoplasmic reticulum stress and autophagy under hypoxia-ischemia neonatal brain injury in mice. Brain Res 1646, 410-417.

3. Barancik, M., Kura, B., Lebaron, T.W., Bolli, R., Buday, J., and Slezak, J.（2020）. Molecular and Cellular Mechanisms Associated with Effects of Molecular Hydrogen in Cardiovascular and Central Nervous Systems. Antioxidants（Basel）9.

4. Benakis, C., Garcia-Bonilla, L., Iadecola, C., and Anrather, J.（2014）. The role of microglia and myeloid immune cells in acute cerebral ischemia. Front Cell Neurosci 8, 461.

5. Canton, J., Neculai, D., and Grinstein, S.（2013）. Scavenger receptors in homeostasis and immunity. Nat Rev Immunol 13, 621-634.

6. Carloni, S., Albertini, M.C., Galluzzi, L., Buonocore, G., Proietti, F., and Balduini, W.（2014）. Increased autophagy reduces endoplasmic reticulum

stress after neonatal hypoxia–ischemia: Role of protein synthesis and autophagic pathways. Experimental Neurology 255, 103-112.

7. Chen, C.H., Manaenko, A., Zhan, Y., Liu, W.W., Ostrowki, R.P., Tang, J., and Zhang, J.H. （2010）. Hydrogen gas reduced acute hyperglycemia-enhanced hemorrhagic transformation in a focal ischemia rat model. Neuroscience 169, 402-414.

8. Chen, K., Wang, N., Diao, Y., Dong, W., Sun, Y., Liu, L., and Wu, X. （2017）. Hydrogen-Rich Saline Attenuates Brain Injury Induced by Cardiopulmonary Bypass and Inhibits Microvascular Endothelial Cell Apoptosis Via the PI3K/Akt/GSK3$\beta$ Signaling Pathway in Rats. Cellular Physiology and Biochemistry 43, 1634-1647.

9. Chen, L., Chao, Y., Cheng, P., Li, N., Zheng, H., and Yang, Y. （2019）. UPLC-QTOF/MS-Based Metabolomics Reveals the Protective Mechanism of Hydrogen on Mice with Ischemic Stroke. Neurochem Res 44, 1950-1963.

10. Chen, Y., Jiang, J., Miao, H., Chen, X., Sun, X., and Li, Y. （2013）. Hydrogen-rich saline attenuates vascular smooth muscle cell proliferation and neointimal hyperplasia by inhibiting reactive oxygen species production and inactivating the Ras-ERK1/2-MEK1/2 and Akt pathways. Int J Mol Med 31, 597-606.

11. Chiba, T., and Umegaki, K. （2013）. Pivotal roles of monocytes/macrophages in stroke. Mediators Inflamm 2013, 759103.

12. Cole, A.R., Sperotto, F., Dinardo, J.A., Carlisle, S., Rivkin, M.J., Sleeper, L.A., and Kheir, J.N. （2021）. Safety of Prolonged Inhalation of Hydrogen Gas in Air in Healthy Adults. Crit Care Explor 3, e543.

13. Dirnagl, U., Iadecola, C., and Moskowitz, M.A. （1999）. Pathobiology of ischaemic stroke: an integrated view. Trends in Neurosciences 22, 391-397.

14. Elali, A. （2016）. The implication of neurovascular unit signaling in controlling the subtle balance between injury and repair following ischemic stroke. Neural Regen Res 11, 914-915.

15. Elali, A., and Rivest, S. （2016）. Microglia Ontology and Signaling. Front Cell Dev Biol 4, 72.

16. Ferrari, R., Guardigli, G., Mele, D., Percoco, G.F., Ceconi, C., and Curello, S. （2004）. Oxidative stress during myocardial ischaemia and heart failure. Curr Pharm Des 10, 1699-1711.

17. Garcia, J.H., Wagner, S., Liu, K.F., and Hu, X.J. （1995）. Neurological deficit and extent of neuronal necrosis attributable to middle cerebral artery occlusion in rats. Statistical validation. Stroke 26, 627-634; discussion 635.

18. Gbd_2016_Stroke_Collaborators （2019）. Global, regional, and national burden of stroke, 1990-2016: a systematic analysis for the Global Burden of Disease Study 2016. Lancet Neurol 18, 439-458.

吸氢保健康

19. Guruswamy, R., and Elali, A. (2017). Complex Roles of Microglial Cells in Ischemic Stroke Pathobiology: New Insights and Future Directions. Int J Mol Sci 18.

20. Hasegawa, S., Ito, M., Fukami, M., Hashimoto, M., Hirayama, M., and Ohno, K. (2017). Molecular hydrogen alleviates motor deficits and muscle degeneration in mdx mice. Redox Rep 22, 26-34.

21. Hayashida, K., Sano, M., Kamimura, N., Yokota, T., Suzuki, M., Maekawa, Y., Kawamura, A., Abe, T., Ohta, S., Fukuda, K., and Hori, S. (2012). H (2) gas improves functional outcome after cardiac arrest to an extent comparable to therapeutic hypothermia in a rat model. Journal of the American Heart Association 1, e003459-e003459.

22. Hong, Y., Guo, S., Chen, S., Sun, C., Zhang, J., and Sun, X. (2012). Beneficial effect of hydrogen-rich saline on cerebral vasospasm after experimental subarachnoid hemorrhage in rats. J Neurosci Res 90, 1670-1680.

23. Hong, Y., Shao, A., Wang, J., Chen, S., Wu, H., Mcbride, D.W., Wu, Q., Sun, X., and Zhang, J. (2014). Neuroprotective Effect of Hydrogen-Rich Saline against Neurologic Damage and Apoptosis in Early Brain Injury following Subarachnoid Hemorrhage: Possible Role of the Akt/GSK3 $\beta$ Signaling Pathway. PLOS ONE 9, e96212.

24. Hu, X., Leak, R.K., Shi, Y., Suenaga, J., Gao, Y., Zheng, P., and Chen, J. (2015). Microglial and macrophage polarization—new prospects for brain repair. Nat Rev Neurol 11, 56-64.

25. Huang, C.-S., Kawamura, T., Toyoda, Y., and Nakao, A. (2010). Recent advances in hydrogen research as a therapeutic medical gas. Free Radical Research 44, 971-982.

26. Huang, J.-L., Liu, W.-W., and Sun, X.-J. (2018). Hydrogen inhalation improves mouse neurological outcomes after cerebral ischemia/reperfusion independent of anti-necroptosis. Medical Gas Research 8, 1-5.

27. Huang, J.L., Liu, W.W., Manaenko, A., Sun, X.J., Mei, Q.Y., and Hu, Q. (2019). Hydrogen inhibits microglial activation and regulates microglial phenotype in a mouse middle cerebral artery occlusion model. Med Gas Res 9, 127-132.

28. Ishihara, G., Kawamoto, K., Komori, N., and Ishibashi, T. (2020). Molecular hydrogen suppresses superoxide generation in the mitochondrial complex I and reduced mitochondrial membrane potential. Biochem Biophys Res Commun 522, 965-970.

29. Ji, X., Liu, W., Xie, K., Liu, W., Qu, Y., Chao, X., Chen, T., Zhou, J., and Fei, Z. (2010). Beneficial effects of hydrogen gas in a rat model of traumatic brain injury via reducing oxidative stress. Brain Research 1354, 196-205.

30. Jiang, X., Niu, X., Guo, Q., Dong, Y., Xu, J., Yin, N., Qi, Q., Jia, Y., Gao, L.,

He, Q., and Lv, P. （2019）. FoxO1-mediated autophagy plays an important role in the neuroprotective effects of hydrogen in a rat model of vascular dementia. Behav Brain Res 356, 98-106.

31. Jin, R., Yang, G., and Li, G. （2010）. Inflammatory mechanisms in ischemic stroke: role of inflammatory cells. J Leukoc Biol 87, 779-789.

32. Kawakami, T., Gomez, I.G., Ren, S., Hudkins, K., Roach, A., Alpers, C.E., Shankland, S.J., D'agati, V.D., and Duffield, J.S. （2015）. Deficient Autophagy Results in Mitochondrial Dysfunction and FSGS. J Am Soc Nephrol 26, 1040-1052.

33. Kettenmann, H., Hanisch, U.K., Noda, M., and Verkhratsky, A. （2011）. Physiology of microglia. Physiol Rev 91, 461-553.

34. Kimura, K., Aoki, J., Sakamoto, Y., Kobayashi, K., Sakai, K., Inoue, T., Iguchi, Y., and Shibazaki, K. （2012）. Administration of edaravone, a free radical scavenger, during t-PA infusion can enhance early recanalization in acute stroke patients--a preliminary study. J Neurol Sci 313, 132-136.

35. Kumagai, K., Toyooka, T., Takeuchi, S., Otani, N., Wada, K., Tomiyama, A., and Mori, K. （2020）. Hydrogen gas inhalation improves delayed brain injury by alleviating early brain injury after experimental subarachnoid hemorrhage. Sci Rep 10, 12319.

36. Lan, X., Han, X., Li, Q., Yang, Q.-W., and Wang, J. （2017）. Modulators of microglial activation and polarization after intracerebral haemorrhage. Nature reviews. Neurology 13, 420-433.

37. Lebaron, T.W., Singh, R.B., Fatima, G., Kartikey, K., Sharma, J.P., Ostojic, S.M., Gvozdjakova, A., Kura, B., Noda, M., Mojto, V., Niaz, M.A., and Slezak, J. （2020）. The Effects of 24-Week, High-Concentration Hydrogen-Rich Water on Body Composition, Blood Lipid Profiles and Inflammation Biomarkers in Men and Women with Metabolic Syndrome: A Randomized Controlled Trial. Diabetes, metabolic syndrome and obesity : targets and therapy 13, 889-896.

38. Li, J., Hong, Z., Liu, H., Zhou, J., Cui, L., Yuan, S., Chu, X., and Yu, P. （2016）. Hydrogen-Rich Saline Promotes the Recovery of Renal Function after Ischemia/Reperfusion Injury in Rats via Anti-apoptosis and Anti-inflammation. Frontiers in Pharmacology 7.

39. Li, P., Zhang, Y., and Liu, H. （2019）. The role of Wnt/$\beta$-catenin pathway in the protection process by dexmedetomidine against cerebral ischemia/ reperfusion injury in rats. Life Sciences 236, 116921.

40. Lipton, P. （1999）. Ischemic cell death in brain neurons. Physiol Rev 79, 1431-1568.

41. Liu, C., Kurokawa, R., Fujino, M., Hirano, S., Sato, B., and Li, X.-K. （2014）. Estimation of the hydrogen concentration in rat tissue using an airtight tube

following the administration of hydrogen via various routes. Scientific Reports 4, 5485.

42. Liu, H., Colavitti, R., Rovira, Ii, and Finkel, T.（2005）. Redox-dependent transcriptional regulation. Circ Res 97, 967-974.

43. Manaenko, A., Lekic, T., Ma, Q., Ostrowski, R.P., Zhang, J.H., and Tang, J.（2011）. Hydrogen inhalation is neuroprotective and improves functional outcomes in mice after intracerebral hemorrhage. Acta Neurochir Suppl 111, 179-183.

44. Martin, S.J., Reutelingsperger, C.P., Mcgahon, A.J., Rader, J.A., Van Schie, R.C., Laface, D.M., and Green, D.R.（1995）. Early redistribution of plasma membrane phosphatidylserine is a general feature of apoptosis regardless of the initiating stimulus: inhibition by overexpression of Bcl-2 and Abl. J Exp Med 182, 1545-1556.

45. Meng, J., Liu, L., Wang, D., Yan, Z., and Chen, G.（2020）. Hydrogen gas represses the progression of lung cancer via down-regulating CD47. Biosci Rep 40.

46. Ming, Y., Ma, Q.H., Han, X.L., and Li, H.Y.（2020）. Molecular hydrogen improves type 2 diabetes through inhibiting oxidative stress. Exp Ther Med 20, 359-366.

47. Moskowitz, M.A., Lo, E.H., and Iadecola, C.（2010）. The science of stroke: mechanisms in search of treatments. Neuron 67, 181-198.

48. Mozaffarian, D., Benjamin, E.J., Go, A.S., Arnett, D.K., Blaha, M.J., Cushman, M., Das, S.R., De Ferranti, S., Després, J.P., Fullerton, H.J., Howard, V.J., Huffman, M.D., Isasi, C.R., Jiménez, M.C., Judd, S.E., Kissela, B.M., Lichtman, J.H., Lisabeth, L.D., Liu, S., Mackey, R.H., Magid, D.J., Mcguire, D.K., Mohler, E.R., 3rd, Moy, C.S., Muntner, P., Mussolino, M.E., Nasir, K., Neumar, R.W., Nichol, G., Palaniappan, L., Pandey, D.K., Reeves, M.J., Rodriguez, C.J., Rosamond, W., Sorlie, P.D., Stein, J., Towfighi, A., Turan, T.N., Virani, S.S., Woo, D., Yeh, R.W., and Turner, M.B.（2016）. Heart Disease and Stroke Statistics-2016 Update: A Report From the American Heart Association. Circulation 133, e38-360.

49. Nagatani, K., Nawashiro, H., Takeuchi, S., Tomura, S., Otani, N., Osada, H., Wada, K., Katoh, H., Tsuzuki, N., and Mori, K.（2013）. Safety of intravenous administration of hydrogen-enriched fluid in patients with acute cerebral ischemia: initial clinical studies. Medical gas research 3, 13-13.

50. Ogata, M., Hino, S., Saito, A., Morikawa, K., Kondo, S., Kanemoto, S., Murakami, T., Taniguchi, M., Tanii, I., Yoshinaga, K., Shiosaka, S., Hammarback, J.A., Urano, F., and Imaizumi, K.（2006）. Autophagy is activated for cell survival after endoplasmic reticulum stress. Mol Cell Biol 26, 9220-9231.

51. Oharazawa, H., Igarashi, T., Yokota, T., Fujii, H., Suzuki, H., Machide, M., Takahashi, H., Ohta, S., and Ohsawa, I.（2010）. Protection of the retina by rapid diffusion of hydrogen: administration of hydrogen-loaded eye drops in retinal ischemia-reperfusion injury. Invest Ophthalmol Vis Sci 51, 487-492.
52. Ohsawa, I., Ishikawa, M., Takahashi, K., Watanabe, M., Nishimaki, K., Yamagata, K., Katsura, K., Katayama, Y., Asoh, S., and Ohta, S.（2007）. Hydrogen acts as a therapeutic antioxidant by selectively reducing cytotoxic oxygen radicals. Nat Med 13, 688-694.
53. Ono, H., Nishijima, Y., Adachi, N., Sakamoto, M., Kudo, Y., Kaneko, K., Nakao, A., and Imaoka, T.（2012）. A basic study on molecular hydrogen （H2）inhalation in acute cerebral ischemia patients for safety check with physiological parameters and measurement of blood H2 level. Med Gas Res 2, 21.
54. Ono, H., Nishijima, Y., Ohta, S., Sakamoto, M., Kinone, K., Horikosi, T., Tamaki, M., Takeshita, H., Futatuki, T., Ohishi, W., Ishiguro, T., Okamoto, S., Ishii, S., and Takanami, H.（2017）. Hydrogen Gas Inhalation Treatment in Acute Cerebral Infarction: A Randomized Controlled Clinical Study on Safety and Neuroprotection. J Stroke Cerebrovasc Dis 26, 2587-2594.
55. Patel, A.R., Ritzel, R., Mccullough, L.D., and Liu, F.（2013）. Microglia and ischemic stroke: a double-edged sword. Int J Physiol Pathophysiol Pharmacol 5, 73-90.
56. Prinz, M., and Priller, J.（2014）. Microglia and brain macrophages in the molecular age: from origin to neuropsychiatric disease. Nat Rev Neurosci 15, 300-312.
57. Qiu, X., Ye, Q., Sun, M., Wang, L., Tan, Y., and Wu, G.（2020）. Saturated hydrogen improves lipid metabolism disorders and dysbacteriosis induced by a high-fat diet. Experimental Biology and Medicine 245, 512-521.
58 .Rochfort, Keith d., and Cummins, Philip m.（2015）. The blood–brain barrier endothelium: a target for pro-inflammatory cytokines. Biochemical Society Transactions 43, 702-706.
59. Sauer, H., Wartenberg, M., and Hescheler, J.（2001）. Reactive oxygen species as intracellular messengers during cell growth and differentiation. Cell Physiol Biochem 11, 173-186.
60. Takahashi, K., Rochford, C.D., and Neumann, H.（2005）. Clearance of apoptotic neurons without inflammation by microglial triggering receptor expressed on myeloid cells-2. J Exp Med 201, 647-657.
61. Teng, L., Meng, Q., Lu, J., Xie, J., Wang, Z., Liu, Y., and Wang, D.（2014）. Liquiritin modulates ERK- and AKT/GSK-3 $\beta$ -dependent pathways to protect against glutamate-induced cell damage in differentiated PC12 cells. Mol Med Rep 10, 818-824.

62. Vergouwen, M.D., Vermeulen, M., Van Gijn, J., Rinkel, G.J., Wijdicks, E.F., Muizelaar, J.P., Mendelow, A.D., Juvela, S., Yonas, H., Terbrugge, K.G., Macdonald, R.L., Diringer, M.N., Broderick, J.P., Dreier, J.P., and Roos, Y.B.（2010）. Definition of delayed cerebral ischemia after aneurysmal subarachnoid hemorrhage as an outcome event in clinical trials and observational studies: proposal of a multidisciplinary research group. Stroke 41, 2391-2395.

63. Wang, P.a.-O., Zhao, M.a.-O., Chen, Z., Wu, G., Fujino, M., Zhang, C., Zhou, W., Zhao, M., Hirano, S.I., Li, X.a.-O., and Zhao, L.a.-O. Hydrogen Gas Attenuates Hypoxic-Ischemic Brain Injury via Regulation of the MAPK/HO-1/PGC-1a Pathway in Neonatal Rats.

64. Warner, J.J., Harrington, R.A., Sacco, R.L., and Elkind, M.S.V.（2019）. Guidelines for the Early Management of Patients With Acute Ischemic Stroke: 2019 Update to the 2018 Guidelines for the Early Management of Acute Ischemic Stroke. Stroke 50, 3331-3332.

65. Xie, K., Zhang, Y., Wang, Y., Meng, X., Wang, Y., Yu, Y., and Chen, H.（2020）. Hydrogen attenuates sepsis-associated encephalopathy by NRF2 mediated NLRP3 pathway inactivation. Inflammation Research 69, 697-710.

66. Yang, L., Guo, Y., Fan, X., Chen, Y., Yang, B., Liu, K.X., and Zhou, J.（2020）. Amelioration of Coagulation Disorders and Inflammation by Hydrogen-Rich Solution Reduces Intestinal Ischemia/Reperfusion Injury in Rats through NF-$\kappa$B/NLRP3 Pathway. Mediators Inflamm 2020, 4359305.

67. Zhan, Y., Chen, C., Suzuki, H., Hu, Q., Zhi, X., and Zhang, J.H.（2012）. Hydrogen gas ameliorates oxidative stress in early brain injury after subarachnoid hemorrhage in rats. Critical care medicine 40, 1291-1296.

68. Zhang, Y., Long, Z., Xu, J., Tan, S., Zhang, N., Li, A., Wang, L., and Wang, T.（2017）. Hydrogen inhibits isoproterenol-induced autophagy in cardiomyocytes in vitro and in vivo. Mol Med Rep 16, 8253-8258.

69. Zálešák, M., Kura, B., Graban, J., Farkašová, V., Slezák, J., and Ravingerová, T.（2017）. Molecular hydrogen potentiates beneficial anti-infarct effect of hypoxic postconditioning in isolated rat hearts: a novel cardioprotective intervention. Can J Physiol Pharmacol 95, 888-893.

## 第十章

1. Neurosci Res. 2014 Dec;89:69-74. doi: 10.1016/j.neures.2014.08.009. Epub 2014 Sep 6.

2. Neurosci Lett. 2014 Sep 5;579:125-9. doi: 10.1016/j.neulet.2014.07.025. Epub 2014 Jul 23.

3. Front Cell Neurosci. 2021 Jun 1;15:658662. doi: 10.3389/fncel.2021.658662.

eCollection 2021
4. Exp Ther Med. 2018 Dec;16（6）:5178-5184.doi: 10.3892/etm.2018.6880. Epub 2018 Oct 19
5. Allergol Immunopathol（Madr）. Jul-Aug 2017;45（4）:350-355. doi: 10.1016/j.aller.2016.10.007.Epub 2017 Feb 16.
6. Asthma Res Pract. 2018 Mar 15;4:3. doi: 10.1186/s40733-018-0040-y. eCollection 2018
7. Int Immunopharmacol. 2019 Sep;74:105646. doi: 10.1016/j.intimp.2019.05.031. Epub 2019 Jun 11.
8. QJM. 2020 Dec 1;113（12）:870-875.doi: 10.1093/qjmed/hcaa164
9. J Thorac Dis. 2018 Jun;10（6）:3232-3243. doi: 10.21037/jtd.2018.05.93
10. Med Gas Res. Jul-Sep 2019;9（3）:115-121.doi: 10.4103/2045-9912.266985
11. Med Gas Res. Jul-Sep 2021;11（3）:104-109.
12. Oncol Rep. 2019 Jan;41（1）:301-311.doi: 10.3892/or.2018.6841.Epub 2018 Nov 1.
13. J Nanobiotechnology. 2021 Dec 23;19（1）:443. doi: 10.1186/s12951-021-01078-x.
14. Oncol Rep. 2021 Jul;46（1）:141.doi: 10.3892/or.2021.8092. Epub 2021 Jun
15. Biomed Pharmacother. 2018 Aug;104:788-797.doi: 10.1016/j.biopha.2018.05.055.
16. Cancer Cell Int. 2021 Jan 22;21（1）:70.doi: 10.1186/s12935-020-01743-5.
17. Trials. 2021 Oct 21;22（1）:727.doi: 10.1186/s13063-021-05697-5.

# 第十一章

1. 癌陰性疲憊症之臨床指引 - 台灣癌症安寧緩和醫學會，2017 年 11 月，第一版第二刷。
2. 赤木純兒（2020）氫氣免疫療法讓癌症消失了！?，時報出版。
3. Philips S., Williams M.A.（2021）. Confronting our next national health disaster — Long-Haul Covid. The New England Journal of Medicine. doi:10.1056/NEJMp2109285. Online ahead of print.
3. Nalbandian A. et al.（2021）. Post-Acute COVID-19 Syndrome. Nature Medicine, 67, 601-605. doi: 10.1038/s41591-021-01283-z.
4. Degner, Lesley F., and Jeffrey A. Sloan. "Symptom distress in newly diagnosed ambulatory cancer patients and as a predictor of survival in lung cancer." Journal of pain and symptom management 10.6（1995）: 423-431.
5. Pataky, Mark W., and K. Sreekumaran Nair. "Too much of a good thing: Excess exercise can harm mitochondria." Cell Metabolism 33.5（2021）: 847-848.
6. Russell, Jacquelyn, et al. "Stability of symptom clusters in patients with lung cancer receiving chemotherapy." Journal of pain and symptom management

57.5（2019）: 909-922.

7. Benson, Al B., et al. "NCCN guidelines insights: colon cancer, version 2.2018." Journal of the National Comprehensive Cancer Network 16.4（2018）: 359-369.

8. Wu, Ying, et al. "Hydrogen gas from inflammation treatment to cancer therapy." ACS nano 13.8（2019）: 8505-8511.

9. Chen JB, Kong XF, Lv YY, et al. "Real world survey" of hydrogen-controlled cancer: a follow-up report of 82 advanced cancer patients. Med Gas Res. 2019;9（3）:115-121. doi:10.4103/2045-9912.266985.

10. Chen, Ji-Bing, et al. "Hydrogen therapy can be used to control tumor progression and alleviate the adverse events of medications in patients with advanced non-small cell lung cancer." Medical Gas Research 10.2（2020）: 75.

11. Chen, Ji-Bing, et al. " "Real world survey" of hydrogen-controlled cancer: a follow-up report of 82 advanced cancer patients." Medical Gas Research 9.3（2019）: 115.

12. Korovljev, D., et al. "Molecular hydrogen affects body composition, metabolic profiles, and mitochondrial function in middle-aged overweight women." Irish Journal of Medical Science（1971-）187.1（2018）: 85-89.

13. Ono, Hirohisa, et al. "Hydrogen gas inhalation treatment in acute cerebral infarction: a randomized controlled clinical study on safety and neuroprotection." Journal of Stroke and Cerebrovascular Diseases 26.11（2017）: 2587-2594.

14. Rochette, Luc, et al. "Antitumor activity of protons and molecular hydrogen: underlying mechanisms." Cancers 13.4（2021）: 893.

# 第十二章

1. Yu et al. Journal of Inflammation（2017）14:1 DOI 10.1186/s12950-016-0148-x

2. Fang et al. Exp. Ther. Med. 16: 5178-5184, 2018

3. Li Y et al. J Stem Cell Res Ther. 2014;10; 4（9）. doi:10.4172/21577633.1000231.

4. Lu et al. Arthritis Res Ther（2022）24:48 doi.org/10.1186/s13075-022-02731-y

5. Meng J et al. Am J Transl Res 2016;8（10）:4472-7.

6. Ishibashi T et al. Medical Gas Research 2012, 2:27.

7. Ishibashi T et al. Int Immunopharmacol 21（2014）468–73.

8. Ishibachi T, et al. Mol Med Rep. 2015;12:2757-64.

9. Zhu Q et al. Sci Rep |（2018）8:8051.doi:10.1038/s41598-018-26388-3

10. Yang M et al. Oxid Med Cel Long. 2020, doi:10.1155/2020/8384742

CARE 73

**吸氫保健康：權威專家告訴你的氫分子醫學與治療保健之道**

| | |
|---|---|
| 主編 | 臺灣氫分子醫療促進協會理事長 郭和昌醫師 |
| 圖表照片提供 | 臺灣氫分子醫療促進協會 |
| 編輯 | 謝翠鈺 |
| 企劃 | 陳玟利 |
| 封面設計 | 林采薇、楊珮琪 |
| 美術編輯 | 趙小芳 |

| | |
|---|---|
| 董事長 | 趙政岷 |
| 出版者 | 時報文化出版企業股份有限公司 |
| | 108019 台北市和平西路三段二四〇號七樓 |
| | 發行專線｜(〇二)二三〇六六八四二 |
| | 讀者服務專線｜〇八〇〇二三一七〇五｜(〇二)二三〇四七一〇三 |
| | 讀者服務傳真｜(〇二)二三〇四六八五八 |
| | 郵撥｜一九三四四七二四時報文化出版公司 |
| | 信箱｜一〇八九九　台北華江橋郵局第九九信箱 |
| 時報悅讀網 | http://www.readingtimes.com.tw |
| 法律顧問 | 理律法律事務所｜陳長文律師、李念祖律師 |
| 印刷 | 勁達印刷有限公司 |
| 初版一刷 | 二〇二三年六月三十日 |
| 定價 | 新台幣四二〇元 |

（缺頁或破損的書，請寄回更換）

吸氫保健康：權威專家告訴你的氫分子醫學與治療保健之道/
郭和昌作. -- 初版. -- 臺北市：時報文化, 2023.5
　面；　公分. -- (care；73)
ISBN978-626-353-715-6(平裝)
1.CST: 健康法 2.CST: 氫
411.1　　　　　　　　　　　　112004758

ISBN 978-626-353-715-6
Printed in Taiwan